# 8 Steps to a Pain-Free Back

Natural Posture Solutions for Pain in the Back,
Neck, Shoulder, Hip, Knee, and Foot

# 零痠痛！
## 人體正確使用姿勢書

### 脊椎校準坐、臥、站、走的
## 零壓迫動作圖解

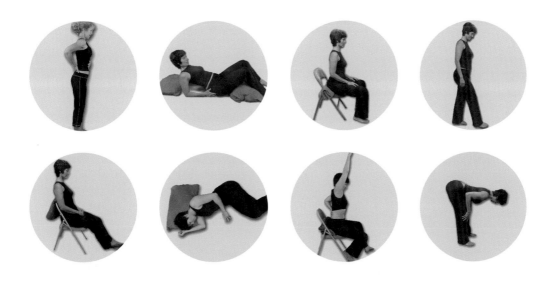

艾絲特·高克蕾 著 陳瑋琳 譯
## Esther Gokhale

## 各界好評

「藥物的力量並非絕對的，然而卻可以使用知識的力量得到更多。這本陳述明確易懂且富含大量圖片的書，介紹了許多獨特的觀點，能幫助你重新獲得自在的體態。」

安德烈・林德（Andrei Linde）
史丹佛大學物理學教授

「這是本能讓人滿意的書，也是天賜之物。書中課程都非常容易理解，騰出 1 小時來閱讀一點都不難。對於現代工業社會的人們為何飽受長期腰背痛，作者提供了非常準確又吸引人的說明。書中關於工業化時代前的坐、站及舉物的照片，實在有不可思議的啟發性，看了很有樂趣。好姿勢的理論十分簡單，高克蕾透過 8 堂課的豐富貼切細節來引導閱讀者。當疼痛遠離後，你將不再經歷折磨；你也能明白知道為何自己感覺更好了。」

大衛・里格斯（David Riggs）
史丹佛大學人文科學學院英語系
馬克皮弋特騎士勳章教授

「這不僅是一本透過學習健康姿勢來有效減輕背痛、具啟發性的自我引導指南，更可說是個藝術作品，歌頌人體姿態之美的頌詩。」

大衛・維爾納（David Werner）
《草根良醫》作者

「高克蕾的這本書是非常傑出的指導作品，她所傳遞表達的內容讓讀者很容易瞭解。近 20 年來所有我讀過的許多傑作中，這本因為詳盡的內容及精選的插圖顯得特別傑出。」

迪威・達勒姆（DeWitt Durham）
克盧茲出版商品開發副總

「在 2005 年，我到史丹佛大學當客座教授，那時遭遇非常嚴重的背痛，我的肩頸劇烈地緊縮，我很幸運被介紹給艾絲特・高克蕾照護。在數週間，她教會我如何坐、躺、站及走路的方式，預防疼痛與緊繃再度復發。現在我已離開史丹佛，仍繼續使用她的方法—不是透過記起她那充滿智慧又清晰的聲音，而是透過這本有著令人信服、美麗插圖的傑出書籍。」

桃樂絲・扎爾（Dorothy Driver）
澳洲阿得雷德大學英語學科教授

「身為科學家，我發現高克蕾的方法十分明確審慎，以廣泛的經驗做基礎，結合一個人的生活方式，非常有效並令人印象深刻。」

葛瑞琴·德利（Gretchen Daily）
史丹佛大學生物學教授

「在我所有看過介紹人類脊椎如何運作的書籍中，就屬這本書闡釋最為清楚易懂，還包含許多容易上手的課程，教導如何利用站、坐、走及睡姿過著無背痛的生活。」

柯慈（J. M. Coetzee）
2003 年諾貝爾文學獎得主

「這本書是我看過治癒背痛最有效的書。在艾絲特·高克蕾幫助我之前，我飽受腰背痛和坐骨神經痛的折磨超過 20 年，如果能早點遇到她，我就能更早擺脫痛苦。」

保羅·埃力克（Paul R. Ehrlich）
《人口爆炸》及《人類的演化》作者
史丹佛大學人口學、生物科學教授

「高克蕾法開創了健康的新層面，特別是對我們這些長時間坐在辦公桌前工作的人來說，一旦學會這套系統，根本就不需要花時間刻意執行，因為它會為你 24 小時服務。」

蘇珊·沃斯基（Susan Wojcicki）
Google 產品管理副總裁

「不論你年紀多大，想從高克蕾那既精確又健全的指導中得到更好姿態及遠離疼痛，永遠不嫌晚。」

維克托·福克斯，（Victor R. Fuchs）小亨利·凱澤（Henry J. Kaiser Jr.）
史丹佛大學經濟學、健康研究與政策
榮譽退休教授

### 運動界

「高克蕾的技巧，對於改善慢性背痛真的相當獨到，本書收錄的研究更為她的方法背書，對我們來說真是相當的讚。」

比莉珍·金恩（Billie Jean King）
20 座溫布頓網球錦標賽冠軍
活躍社會公益人士，網球、運動及女權大使

「纏身 5 年的背痛，試完所有方法全都無濟於事，然而艾絲特‧高克蕾終於幫我解決了。」

派蒂‧蘇普拉瑪（Patti Sue Plumer）
3 次參賽奧運，1992 年 1500 及 500 公尺世界紀錄保持人

「不管是對運動員或教練，這方法真的是太了不起了。」

羅傑‧克雷格（Roger Craig）
馬拉松跑者，前四九人隊隊員
1988《運動畫刊》最佳球員
1988NFL 美國國家橄欖球聯盟最有價值球員

**醫學界**

「背痛是基礎保健護理中最常見的問題。不幸的是，很多病患和臨床醫生因藥療或手術治療的限制而挫敗，醫療持續提供病患減輕疼痛的治療，然而卻常常再度復發或演變成習慣性問題。艾絲特‧高克蕾出版了一本寫的非常好且有著漂亮插圖的書，內容呈現了她的廣泛研究調查，詳盡精準，以自然的方式治療和預防背痛。在書中，大家可以找到一系列完整的運動、以及作者設計來長時間

減輕疼痛的姿勢技巧。臨床醫師將能透過書中的練習和姿勢訓練，找到他們能夠使用來幫助飽受背痛病患的資訊。」

大衛‧湯姆（David Thom）
加州大學社區及家庭醫學教授

「在 6 堂各 1 小時的課程期間，我感覺自己有所改善。她的方法極為簡單且有立即成果。我真心的推薦高克蕾的課程。」

黛德‧施泰曼（Deirdre Stegman）
帕羅奧圖醫療基金會醫學博士

「在這本書中，由艾絲特‧高克蕾所呈現創新且詳盡預防及治療背痛的方法，是值得醫療專業人員注意的。我們並沒有妥善對待背痛病患，而書中詳細陳述的技巧，卻非常有效地解決令病患普遍痛苦的問題。」

哈維‧寇恩（Harvey J. Cohen）
史丹佛大學醫學院小兒科教授

「這是一本神奇的書，闡述了作者獨特的專業技術、以及對肌筋膜疼痛精準有遠見的方法。背痛問題不僅僅是普遍而已，還非常棘手、治療昂貴、造成普遍失能，往往造成用藥過度，動不需要的手術導致更劇烈疼痛和殘疾的可能。這本書的內容廣泛、簡潔且容

易閱讀。圖片非常出色，提供了顯而易見的療癒課程；書中還輔以詳盡的人類學說明，既有趣又深入。對於每天必須診治背痛的醫療人員：神經科專科醫生、物理治療醫師、家庭醫師、當然還有病患本身來說，該書陳述的有效方法可說極為珍貴。」

海倫・巴肯（Helen Barkan）
梅約醫療中心神經內科學醫學博士

「高克蕾對於健康背部的觀點，會讓現在大部分美國人感到驚訝，因為和我們之前所學所知的全然不同。一旦我們開始嘗試她的方法，以前似乎曾經聽過的論點就能變得更清楚。縱使只是採用一點點高克蕾的方法，平日姿態的壞習慣都能轉變成健康的好姿態，並且能減少生活中的疼痛、增加你的自在。高克蕾法對大多數人渴望妥善照顧自己背部的人來說是一種新方式，而且，對於已經讀過這本書，或那些已經親自和她學習的人們，高克蕾法也變成唯一照顧背部的方法了。」

潔西卡・戴維森（Jessica Davidson）
帕羅奧圖醫療基金會內科醫師

「每年都有數以萬計的病患接受毫無益處的重大背部手術，但藉由高克蕾的新技巧，這類病人可以避免許多不必要又昂貴的醫療程序，還能更快速返回沒有背痛的日子。」

約翰・艾德勒（John R. Adler）
史丹佛大學醫學院醫師、神經外科教授

「利用古老智慧治癒現代背痛毛病，是絕妙不凡的好方法！」

路卡・卡瓦利 - 斯福札（Luca Cavalli-Sforza）
《人類基因的歷史與地理》作者
史丹佛大學醫學院遺傳學榮譽退休教授

「我介紹去找高克蕾的患者，每位的生活都因此獲得改善；我問診時也運用高克蕾的方法與技巧，讓許多病患受益良多。」

莎溫・艾碧茲（Salwan AbiEzzi）
帕羅奧圖醫療基金會內科醫學博士

「我在診所看了非常多"低頭垂肩和縮攏的姿態"，對於有很多小孩和青少年有背痛問題感到很驚訝。我已經轉介許多病患給高克蕾，我以後一定會常常推薦這本書給大家。」

婷娜・麥卡度（Tina McAdoo）
帕羅奧圖醫療診所小兒科醫學博士

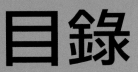

目錄

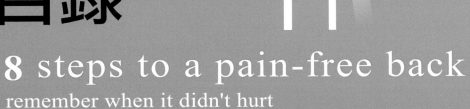

# 8 steps to a pain-free back

remember when it didn't hurt

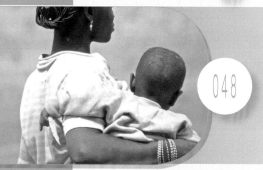

# 第 1 課
## 坐姿伸展：拉長脊背坐

坐著時，如何以溫和的方式牽引背部回歸正確姿態呢？本課簡單易學又有效，不只能坐的舒適，還能減輕甚至療癒多年因駝背造成的傷害。

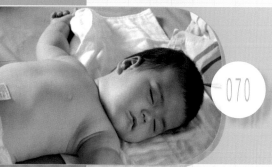

# 第 2 課
## 躺姿伸展：躺著時拉長背部

良好的睡眠品質幫助身體修復及重新開機，許多人晚上睡覺時總是感到不適、煩躁不安甚至感到疼痛，大多數人知道睡眠品質和情緒間有關聯，卻忽略最重大的關鍵：睡姿對身體健康有巨大影響力。

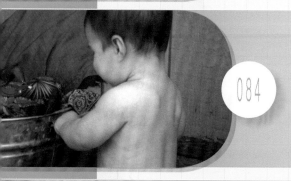

# 第 3 課
## 堆疊坐法：調整臀部位置成為脊椎的地基

在解剖學上，骨盆是身體結構的基礎，若骨盆姿勢不良，就會讓你為了放鬆而駝背，或挺直背脊但緊繃；想像你有條長尾巴，坐下時你會怎樣坐？

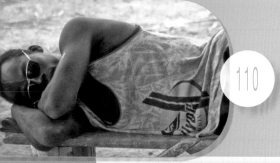

# 第 4 課
## 側躺伸展：側睡時伸展背部

對人類而言，側睡是非常自然的方式：彼此取暖、有安全感、節省空間、減少打鼾、減輕關節疼痛等，人類側睡的歷史已超過百萬年，但大部分人的側睡姿勢是不對的，這會造成想像不到的健康損害。

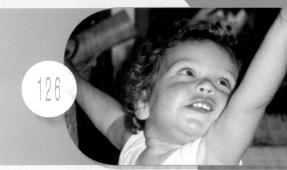

# 第 5 課

## 使用人體內建護腰：利用身體肌肉保護並拉長脊椎

椎間盤會在這種時刻受到「挑戰」：提沉重的東西、跑步、瑜伽動作、跳舞，甚至是避震效果極差的車輛行駛在顛簸崎嶇道路上；平日的種種累積，在爆發出可怕的疼痛前，請好好學習這一課。

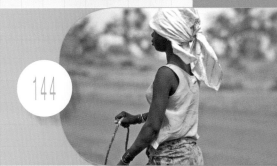

# 第 6 課

## 高聳站立：堆疊骨骼

許多人都有久站不適的問題，還有不少人要整天站立著工作。站姿不好會影響骨盆、降低腿部血液循環，導致腳底冰冷、靜脈曲張、骨質疏鬆症等問題，這一課將揭開舒服站姿的秘密，讓原本就設計來承受重量的骨骼，得以健康地承受壓力。

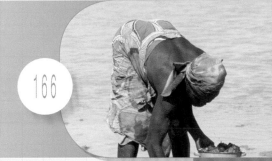

# 第 7 課

## 髖關節彎身：以臀部做為轉軸樞紐來彎身

彎身是日常生活最常「做錯」的動作，同時也是最多專家「教錯」的動作！在印度鄉下或非洲村落裡，整天於水田工作的人們長時間彎身卻沒有背痛困擾，生活在現代工業社會的我們，怎會彎個腰 5 分鐘就疼痛？

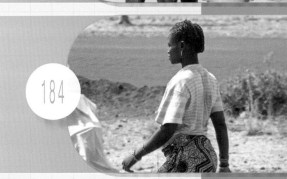

# 第 8 課

## 滑行走路：走路要向前推進，不是向下跌

走路被視為最好的運動之一，健康的快走對心血管極佳，對關節、骨骼及肌肉來說，也是相對低風險的運動，能有效幫助下肢肌肉伸展。不過，走路姿勢不當的話，每走一步就是一次對骨骼的攻擊！

### 附錄一　自選運動：有助於正確姿態及健康的運動

現今其實有許多運動及訓練法大多派不上用場，有些甚至會造成傷害！這裡提供的幾項運動，既安全又有效，對養成優良體姿也有幫助，久了可能不再需要這些運動，因為你已經把動作內化在每日的姿勢中了。

### 附錄二　人體解剖 & 術語

### 致謝

## 前言

### 調整那些養成數年的「爛」姿勢 永遠不嫌晚

　　在 1 月某個涼爽晴朗的日子，我邀丈夫和女兒一起到風之丘健走。已經 1 年多沒有健走的我，在挑戰灣區最陡峭的步道時，心中忐忑不安。沒想到，在中途放棄健走的竟是先生和女兒；我背著笨重的背包，毫不費力沿著步道不斷向上走。下山與家人會合後，我恍然大悟：「艾絲特·高克蕾送給我的是一件多麼珍貴的禮物，運用她的方法，我順利走完步道，不再像 1 年前那麼痛苦。」

　　身為內科醫師，24 年的臨床醫療經驗中，我看到許多長期受背部、頸部問題折磨的病患，我們都引頸期盼找到新的治療方法；2005 年 12 月，我終於找到了！當時艾絲特·高克蕾受邀到帕羅奧圖醫療中心（Palo Alto Medical Clinic）向我的部門解說她如何預防及治療脊椎問題。走進會議室的那一刻，我以為來到藝術史研討會，而不是枯燥無味的醫學演講，螢幕上播著世界各地從古代到現代的人體圖片與照片，在座的每個人都如此美麗及優雅，講台上則是一位看起來相當博學的年輕女子，她輕聲細語地解釋從古至今的人體姿勢。

　　我為此深深著迷。高克蕾分析：「人體結構在數千年前即已成形，但近一個世紀卻出現急遽變化，許多解釋此現象的推論最終都未獲證實；然而，相應而生的症狀卻日益顯著。比起我們的祖先或較不工業化的社會，頸部與背部疼痛成為最常折磨現代人的病痛。」

　　「沒錯，就是這樣！」我如獲至寶。由於想繼續深入了解，於是我便和同事一起參加高克蕾的姿勢課程，課程每次 1 小時，共 6 次。高克蕾的幾個簡單步驟讓我學會矯正脊椎，讓脊椎回歸正常曲度，更令我訝異的是，這些步驟簡單輕鬆，日常生活中就可以做！睡覺、開車、走路、坐在辦公桌前、打電腦、甚至是問診時，在每個日常的生活動作中，我隨時都能拉長脊椎。不過幾週的時間，就讓我睡的更好、精力更充沛，脖子也不再疼痛，我的健康狀況明顯提昇，病患和同事不斷讚美我越來越好看，還問我是不是瘦身成功，而這些改善都在我邁入更年期之際所發生的。

　　我高齡 85 歲的婆婆在孩童時感染小兒麻痺，造成左半身萎縮，她當時患有嚴重骨質疏鬆和關節炎，我介紹她參加高克蕾的課程，但心中暗忖：「對於要靠助行器才能走路的老人家究竟有多少功效？」沒想到，婆婆上過一堂課後就能坐直身軀，上完所有課程之後，我婆婆有生以來第一次學會跌倒時如何不靠外力協助站起來。我發現高克蕾真的掌握某些重點，想要調整數十年養成的

「爛」姿勢永遠不嫌晚。想像一下，如果這些知識能廣為周知，對社會是多大的貢獻：人們在青少年時期就可以建立健康姿勢，他們往後人生將受益無窮。

我開始向病患及同事推薦高克蕾，也得到許多驚喜的成果，特別是難纏棘手的病痛，例如有位已逾 80 歲的老婦人，她長期受嚴重關節炎折磨，多年無法握筆寫字，在上過幾堂高克蕾的課程後，她已經能提筆寫字了。

同事和我一直催促高克蕾寫書來推廣她的技巧，因為她的方法簡單易學，不需特別儀器設備、會員費、特別教練或運動技巧，對凡事講求速效的現代世界再適合不過了，就連罹患關節炎的 85 歲痀僂老婦都能一步步跟著做。

高克蕾的方法為什麼有效？基本上，藉由重新恢復脊椎最理想的長度，身體其他部位架構也會跟著恢復到最理想的位置，對年長者來說，有助於對抗年紀和地心引力帶來的不良影響，例如身高倒縮、肺活量降低、腹腔萎縮（應運而生的問題諸如腸道功能降低、便祕、頻尿、急性尿失禁等）；對各個年齡層的人來說，高克蕾的方法有效改善身體平衡、提昇肺功能、加強四肢末稍循環以及矯正脊椎架構，她的方法步驟簡單、容易做到，在第一天就可以看到成效，能有效協助身體自我認知並提昇能量。

自從參加高克蕾的課程後，我開始以全新角度檢視人體的骨骼構造，了解人體精密優雅的設計是如何運作、如何影響身體各部位，例如，儘管穿著設計良好的鞋子，但這些年來我依舊飽受拇指外翻之苦，直到向高克蕾學習後，我才了解，原來是我走路時習慣讓脆弱的腳尖承受全身重量，而不是用比較強健厚實的腳跟吸收重量，自從學了「滑行步法」技巧（本書第 8 課），便懂得如何用厚實的腳跟承受身體重量，同樣地，另一種「別壓到尾巴」的坐姿，讓我坐的更舒適、挺直背桿、拉長脖子；還有，對我來說，穿上「人體內建護腰」從事日常各種動作，比到健身房汗流浹背做運動和伸展來得更加重要。

我和同事都成了高克蕾的忠實粉絲，我相信在這個世紀，因人體姿勢所產生的戲劇化改變是可以逆轉改善的，藉由高克蕾的睿智洞察力及技巧，我們一定能找回健康、自然的姿態，善用書中的方法並身體力行，相信會孕育出姿勢優雅、體態美麗的下一代，就算步入老年也能無病無痛，享受工作與生活。

黛德‧施泰曼（Deirdre Stegman）
醫學博士，加州帕羅奧圖醫療基金會
（Palo Alto Medical Foundation）

## 序

### 好好使用自己的身體

對某些人來說，那些年不會痛的日子只存在於記憶深處，其實可以不必如此。我透過自己背痛的治療經驗，加上密集的訓練與研究，發展出一套有效減輕背痛的技巧：「高克蕾法」。我很榮幸且開心能幫助數千人重新認識身體構造：身體的原始設計是讓人可以輕鬆優雅的行動。我有 15 年的時間都在教導這些技巧，宣揚它的簡易與效能，很高興現在能編著成書，讓更多人可以分享。

我的背痛是源自讀大學時做瑜伽所造成的背部痙攣，在吞了肌肉鬆弛劑和躺在床上休息後，所幸得以改善；幾年後，我又弄傷自己的背，這次在床上躺了 5 天才復原，為了恢復背部健康，我開始健身，於是很快就生龍活虎。

在懷第一胎時，9 個月的妊娠讓我背痛舊疾再犯，還伴隨日益加劇的坐骨神經痛。有人安慰我，小孩生下來後情況就會改善，但事實是，我的情況越來越糟，一旦躺超過 2 小時就痛苦不堪，我只好每天半夜在住家附近不停散步走動，以求減輕疼痛。孩子滿 1 歲時，我因椎間盤嚴重突出接受背部手術（特別是 L5-S1 椎板切除術／椎間盤切除術）。術後幾個月，我雖然還是沒辦法抱女兒，但背痛總算稍有改善，此時醫生勸我不要再生

小孩，那時我便下定決心，我的第一個小孩也是最後一個小孩，因為不想再受疼痛折磨了。沒想到在術後 12 個月時，我的背痛再次來襲，醫生建議再動一次手術，這次，我決定用自己的方法擺脫悲慘噩運，於是我開始深入研究背痛的原因及治療方法。

我到法國巴黎的帕朗柏研究所上課，我的恩師諾伊爾・佩雷茲以人類學為基礎，發展出一套姿勢調整技巧。她的理論是：在工業社會，人們沒有好好使用自己的身體，因此造成疼痛與損傷，我們必須向傳統文化社會中的人學習。她的理論應驗了我在印度的童年生活。我記得那時常聽到荷蘭籍母親讚歎印度女傭工作姿勢是多麼優雅、是如何輕鬆提重物上大街。

恩師諾伊爾的技巧有效改善我的背痛，我花費 5 年時間取得帕朗柏認證，由於這些課程的啟發，我繼續就讀史丹佛大學醫學院及人類學系，並前往歐洲、亞洲、非洲及南美洲參訪觀察、拍照、錄影、訪問不曾受背痛之苦的人們。我結合不同學科的重點，加上專業領域的研究，創造出一套獨特、有系統的方法，它能幫助人們改善姿勢，找回身體活力。我有一位病患，原本是來找我針灸的，但我發現他的症狀是肌骼問題所引起，所以便提供這套方法給他，沒想到成果令人非常滿意，因此我開始把這套方法分享給更多人。

許多醫生會把飽受背痛折磨的患者轉介給我，幾乎所有患者才上第一堂課，就獲得立即改善，更有許多病例的成效相當戲劇化。然而還有許多人無法前來找我諮詢，例如東岸或中西部的居民，或是遭受長期背痛折磨、亟需幫助的病患的親友，多年來，我一直希望能撰寫成書，一步步指導並示範我的技巧與方法。

現在我終於夙願以償。

艾絲特‧高克蕾（Esther Gokhale）
2007 年加州史丹佛

> 我轉介給高克蕾的病患，每一位都獲得有效改善，我將高克蕾的技巧及觀念運用在臨床上，受益患者眾多，已無法細數。
>
> 莎溫‧艾碧茲
> 內科醫學博士
> 帕羅奧圖醫療基金會

# 基礎篇

## 回到那些年不痛的日子

這位布吉納法索的木匠希望我拍下他的照片，起初我有點遲疑，因為我通常不拍攝特意擺好的姿勢照片，但現在我很慶幸拍了這張照片。請注意，他的肩膀拉直與軀幹後側平行，脖子拉長沒有多餘彎曲，因此他的下巴自然地往下收；另外，他的腰帶前低後高，象徵骨盆前斜、薦骨後傾的狀態；他的胸腔「打開」，胸骨呈水平展開而非下垂，肋腔與軀幹輪廓平齊，雖然工作檯低矮，但他從不彎腰駝背。

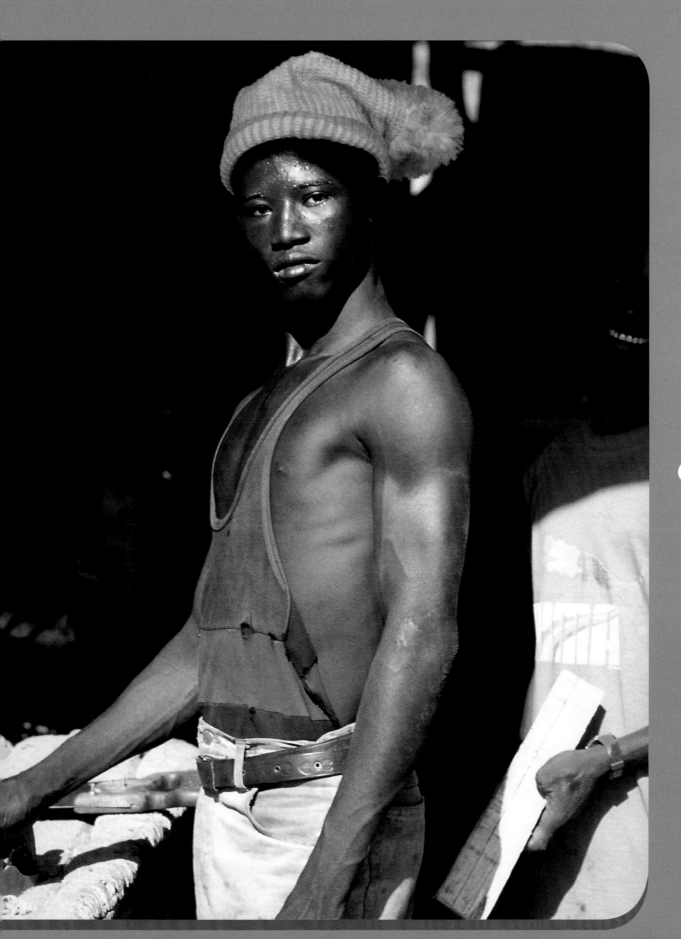

我們擁有設計奇妙的人體，如同地球上其他
生物一樣，蘊藏著優雅與力量。我們人體已
經進化到可以自由自在的坐、走、跑、跳、
攀爬、提物甚至跳舞，而不會因此感到疼
痛，**如果我們尊重身體的自然設計，身體的
自癒功能自然就會運作**，人體功能就可以維
持運作近百年而不墜，就算邁入老年生活，
不少人都能維持身體平安無痛。（圖 F-1）

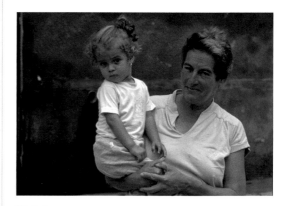

圖 F-1
這名祖母級的女士輕鬆地抱著孫女（巴西）。

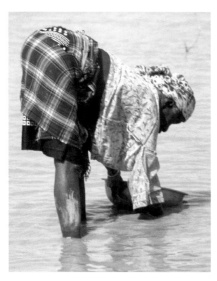 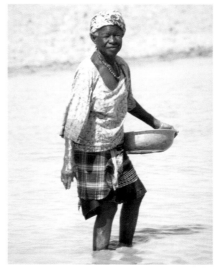

圖 F-1
這名年邁的女士每天用
7 到 9 小時彎腰撿拾荸
薺，不曾感到背痛（布
吉納法索）。

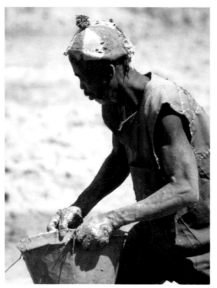 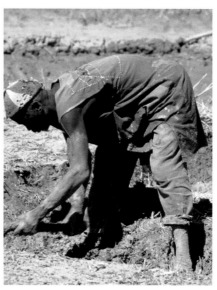

圖 F-1
這名年長男子大半輩子
幾乎每日都在砌製泥
磚，但身體沒有任何不
良況狀（布吉納法索）。

為什麼我們社會上有這麼多人飽受背痛及其他肌骼病痛所苦？問題在於**我們誕生時並沒有拿到身體使用手冊，而是向周遭社會文化學習如何使用身體，然而，工業社會並沒有教導我們如何善待身體**（圖 F-2），因此當遭受疼痛及肌骼問題時，應該回頭檢視，想想那些長久以來不被我們尊重的自然定律、經常漠視的人體骨骼結構、以及一直忽視的基因遺傳問題。本書將介紹現今社會已遺忘許久的正確身體使用法，幫助你可以過正常且無痛的生活。

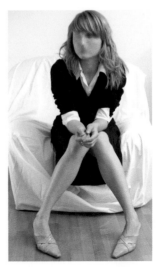
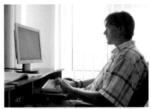
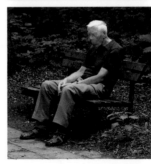
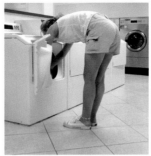
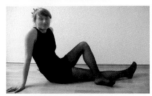

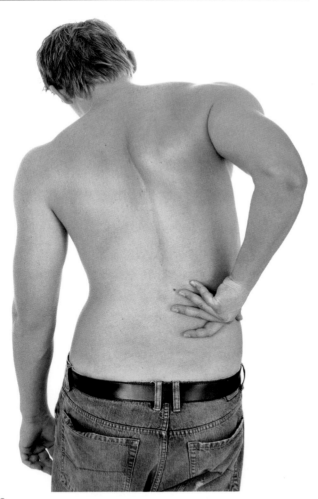

圖 F-2
這些都是常年不正確、違反身體自然法則的姿勢，不僅傷害身體、帶來疼痛，甚至削減身體原有功能。

### 一生至少會經歷過一次的背痛

你正飽受背痛折磨嗎？那麼，你並不孤單。在工業社會裡，背痛可說是一種流行病，下列是美國國內的統計數字：

- ✔ 約有 80％ 的人口，一生中至少會經歷一次長期的下背痛（腰痛）。
- ✔ 每年在 7 位成年人中會有 1 位飽受背痛至少持續兩週。
- ✔ 在美國就醫求診的原因中，背痛排名第 2。
- ✔ 15 歲前的青少年有 60％ 曾經歷過背痛或頸痛之苦。
- ✔ 因工作造成的職業傷害中，背痛排名第 1，佔勞工賠償金的 33％。
- ✔ 每年用在治療腰痛的直接與間接醫療費用約 1 千億美元。

> 每年有成千上萬的病患進行重大背部醫療手術，但卻對病情毫無幫助；藉由高克蕾的嶄新技術，大多數病患可以避免接受無益又昂貴的醫療，能很快重拾無痛生活。
>
> 約翰‧艾德勒
> 史丹佛大學醫學中心神經外科醫生
> 加州史丹佛

> 我在 1991 年動背部手術後，依然飽受難以忍受的劇痛，每天靠處方止痛藥過活，高克蕾改變了這一切，讓我擺脫所有頸痛、背痛，再也不用吃止痛藥。
>
> 史黛西‧赫雷
> 同心網路公司專案經理
> 加州

> 雖然一般建議我動手術，但高克蕾法有效減輕我的腰痛，讓我了解疼痛的起因、如何保持好姿勢（走姿、坐姿、睡姿），達到長期療癒及身心安適。
>
> 艾菲‧艾頓多芙
> 加州紅木市

## 你有沒有錯怪了病因？

在眾多解釋背痛的成因中，最常聽到的就是：「人體構造不適合直立、坐太久、承受太多壓力、長太高、太胖，這些對背部都會造成負擔」，甚至是「隨年紀的漸長，身體會逐漸退化」，但真的是這樣嗎？

### 站立？

一般認為人體脊椎尚未完全進化，無法負擔人體上半身、頸、頭的重量，以致容易拉傷或受損，因此人類患有背痛是正常的；然而事實上，有些人罹患背痛的機率可說是微乎其微。

從演進角度來看，550 萬年的時間已經足夠人類調整脊椎，適應上半身的「新」負擔，所以我認為問題不在演進，是在社會文化；造成背痛的原因不是因為直立，而是「如何」直立。（圖 F-3、F-4）

> 很多人不斷告訴我要站直，當我聽了高克蕾的解說後，才真正了解那是什麼意思。
>
> 潔西卡‧魯文思凱，作家
> 紐約

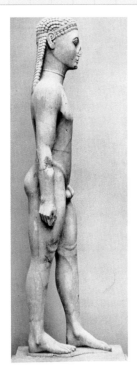
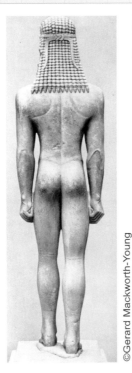

©Gerard Mackworth-Young

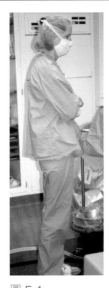
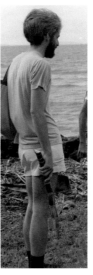

圖 F-4
我們的問題不是在「直立」，是
在「如何」直立。

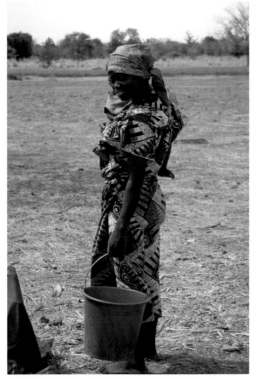

圖 F-3
來自不同文化的健康直立站姿。
（希臘、布吉納法索）

## 久坐人生？

另一個常被拿來解釋背痛的原因，就是我們「過著久坐的人生」，和世界上其他地方不同，工業社會中的人們工作時幾乎都是坐著。然而統計顯示，在工業社會中罹患腰痛的「勞動者」比久坐者還多，這個現象意味著：就算以「勞動」替代久坐，也無法解決背痛問題。

我在布吉納法索、厄瓜多爾和印度的旅遊途中，看到許多久坐工作者，像是陶工、籃子製工、編織工等，他們的工作也都是長時間久坐，卻幾乎不曾像我們一樣遭受背痛之苦（圖 F-5）。同樣的，在我們的文化中，有不少坐在電腦前工作一整天的人也不曾受背痛之擾。最近的醫療研究數據指出，久坐可能不是造成腰痛的危險因素之一。因此我還是認為，**造成背痛不是因為「久坐」，而是不懂「怎麼坐」**（圖 F-6）。許多以前不堪久坐的學生從我這學到一些簡單技巧後，通常會發現坐著讓他們感覺很舒適。

> 高克蕾的「堆疊坐法」讓我感到非常舒服，就算坐了很長一段時間也是一樣；以前，所謂的「正確姿勢」總是讓人感到不自然，而且總是大費周章，但現在，只要一出現下滑的姿勢，我就不舒服，不管在什麼，我馬上想辦法坐回最伸展、放鬆的姿勢。
>
> 芭芭拉·柯考夫
> 加州帕羅奧圖

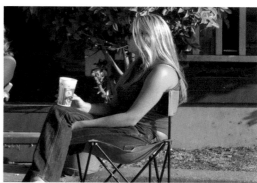

圖 F-6
弓著身的坐姿（美國）

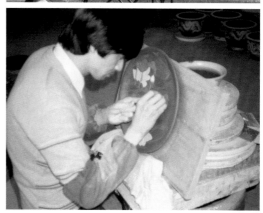

弓著身的坐姿（中國）
背痛問題不在於坐太久，而在於不懂怎麼坐。

圖 F-5
編織衣物（墨西哥）

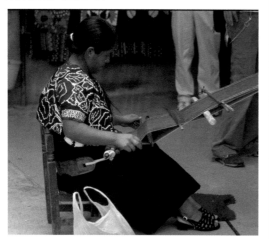

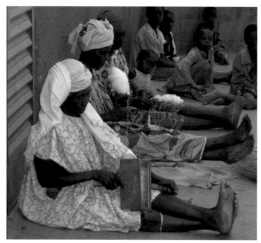

紡棉（布吉納法索）。這些久坐工作者都保持健康的坐姿，因此沒有背痛。

## 壓力？

雖然壓力是引發背痛的危險因素之一，但還是能將兩者分開來談，壓力和疼痛有關，卻不見得會引發疼痛，如果你患有壓力相關的背痛，就算無法釋放壓力，還是可以學習放鬆身體、減輕疼痛，**學習讓身體放鬆的姿勢可以協助你處理心理與情緒壓力。**

> 我常常感到肩頸部位緊繃，但自從做了姿勢調整後，我已經不記得上次不舒服是何時。
>
> 凱西·烏羅斯，嘉信理財公司副總裁
> 加州舊金山

## 體重與身高？

過重確實會造成人體骨骼的負擔，過胖則真的有礙健康。然而，過重一點點並不一定會造成肌骨問題（圖 F-7），只有當姿勢不良造成脊椎側彎時，過重才會或多或少對人體造成傷害。

地基打得深厚確實，房子就穩固，就算房體笨重也無所謂；若地基有點歪斜，此時就算房子只是輕微歪斜，產生的壓力會比笨重房體更強大，壓力全由地基承載。同樣地，若脊椎是妥當筆直，它便能承受某種程度的過重，但要是（可憐的）脊椎沒有筆直的話，每歪斜 1 度就對它造成更大的壓力，**對於過重且飽受背痛的人來說，減輕背痛更快更有效的方式，應該是學習如何適當的調校脊椎姿勢，而不是減重。**

過重會影響骨骼系統，那麼過高也是危險因素之一嗎？上一段的論述的確適用於此：沒有筆直的脊椎，過高確實會帶來不小壓力；若是有妥當筆直的脊椎，過高則不見得會是個問題。看看非洲的馬賽人，每個人身高至少超過 6 英尺（約 182 公分左右），但他們卻很少為背痛所苦。

> 我身高超過約 190 公分左右，還有高個子常見的彎腰駝背毛病，背痛對我來說是每日的家常便飯，影響我的一舉一動，自從使用「高克蕾法」，我不再彎腰駝背，日常活動也不再受限於背痛了。
>
> 查爾斯・貝肯
> 美國地質探勘局資深地質研究家
> 加州門羅帕克

> 不管我再如何認真遵從醫生及物理治療師的指示做運動和復健，隨時間一年年過去，我的背痛發作卻更加頻繁，每當痛楚劇烈到難以忍受之時，我只能花 1 到 10 天不等的時間，平躺在床上，吃止痛藥或肌肉鬆弛劑，並埋怨自己的軟弱與過重的身軀。10 年前參加姿勢矯正課程後，劇烈的背痛不再復發，偶有輕微背痛也都靠高克蕾教導的姿勢立即紓解疼痛，終於，我擺脫止痛藥，不再服用肌肉鬆弛劑。
>
> 格蘭特・巴恩斯
> 史丹佛大學出版社名譽主任
> 加州賽巴斯托爾

圖 F-7　巴布亞紐幾內亞

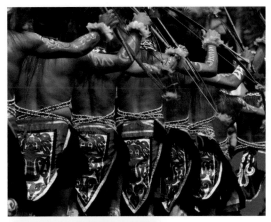

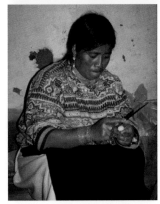

厄瓜多爾

過重不見得會造成背痛，在許多文化中，身形豐滿者並沒有因為體重超標而感到身體不適。

## 非關年紀？

許多人認為年紀大是背痛主因，當然了，年紀漸長，骨骼和肌肉會隨之衰老，但這是全人類一致的現象。如果能善妥使用自己的身體，那麼日常的磨損是不至於讓身體失能的，例如布吉納法索的製磚工（圖 F-8a），他以行動證明年紀雖長卻仍是一尾活龍，他每天花好幾個小時挖泥土、混合稻草、用木模塑造成品。在某些低收入的鄉村社區中，80％～90％的人靠勞力工作，他們用頭部和背部提運重物，從年輕做到年老，然而他們患有腰痛的比例只有約 50％～75％，遠低於高收入的工業化社會。

> 我已經 85 歲了，過去幾年，每當在廚房忙裡忙外或做其他雜務時，腰就開始痛，我以為是因為年紀大了，幸好在高克蕾法中學到如何避免腰痛，現在做家務時已不再受疼痛之苦，而且我的膝痛也好了，現在走路更快。
>
> 格魯德·博格
> 加州帕羅奧圖

> 高克蕾透過好學又有趣的方法，輕鬆改正我多年來的不良姿勢，我已經 60 歲，本來以為開始得太晚，但透過這套科學且好玩的方式，我的身體從裡到外都感覺很好，既強壯又完整。
>
> 瓊安·魯文思凱，瑜伽老師
> 加拿大蒙特婁

## 背痛的真相

經科學研究證實，幾個造成背部疼痛的風險因素是：遺傳、心理社會壓力、處於振動環

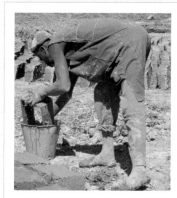

圖 F-8
a. 這名製磚工每天長時間工作，將混合稻草和泥土做成磚頭，但年紀對他來說不是問題（布吉納法索）。

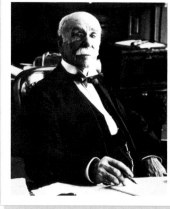

b. 這張照片是在本世紀初期所拍攝，照片中的店員已經不年輕，但他仍然「從日出工作到日落，每週工作 6 天」（美國）。

境、運動量不足、劇烈的身體姿勢（彎曲、扭轉、靜態站立）、年紀、身高（僅適用於坐骨神經痛的情況）、抽煙以及其他健康狀況（例如關節炎、感染、腫瘤、骨質疏鬆），然而我認為，背部疼痛最大的風險因素，還有一個至今尚未有人證實且一直被忽略的因素：姿勢。

上面提到的風險因素，都可以藉由良好的姿勢改善。良好的姿勢能承受身體活動時產生的振動力、費力姿態、體重、身高、年紀、甚至是遺傳性的椎間盤退化；如果沒有好的姿勢，上面提到的風險因素，特別是遺傳，將會產生更嚴重影響。

**背痛起因於我們不知如何正確支撐及移動自己的身體**。然而，現今在我們生活中，已找不到健康姿勢的模範，事實上，許多受歡迎

的「好姿勢」，反而為身體帶來更大的傷害。健康姿勢的模範，應該要回溯歷史，回到自然原始的早期時代、及那些還保持自然原始姿態的文化。

20世紀時，讓我們痛苦衰弱的背痛在社會上還不是那麼常見，但今日患有背痛的人口數是1950年代的兩倍。第一次世界大戰後不久，出現一種趨勢，這股趨勢日漸匯流終於形成惡性循環，延續至今日。看看19世紀末拍的這幾張照片（圖F-9）與20世紀中的照片（圖F-10），就可以看出戲劇化的改變，請注意，1920年代之後，相片中的人物開始把骨盆及脖子向前推、聳肩或圓肩。鬆垮的姿態儼然蔚為流行。

更令人訝異的是，比較1911年（圖F-11a）與1990年（圖F-11b）兩本醫學教科書的脊椎剖面圖，竟然也大不相同；1911年的剖面圖顯示，脊椎只有輕微彎曲，下背部（腰）及上背部（胸）線條較為拉長；而1990年的剖面圖則顯示，腰及胸部的脊椎曲線都更加彎曲了。1911年的圖案不僅說明了祖先們的脊椎形狀，更是現代傳統文化中的成人（圖F-3）及全世界兒童（圖F-12）的脊椎形狀，這種一致性橫跨了世代、文化、地區和年齡，是令人信服的證據，證實這樣的脊椎的確是人類脊椎最原始自然的形狀。這兩張圖案就是強而有力的線索，說明現代人背痛的原因。

兩張圖相隔80年，這樣的時間還是無法使脊椎產生基本結構的遺傳變異。目前所見到的文化趨勢是，人體原始自然的設計、古老而普遍流傳的體感傳統（早期祖先流傳下來的動作及姿態）失去傳承。

導致這種文化趨勢的原因為何？這是個值得深入研究的議題，我認為有兩股力量扮演重要的角色：文化世代傳承的中斷及時尚界的影響力。

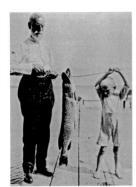
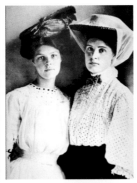
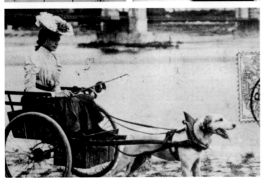

圖 F-9
西方社會典型的健康姿勢在19世紀末和20世紀初就失去蹤影（美國）。

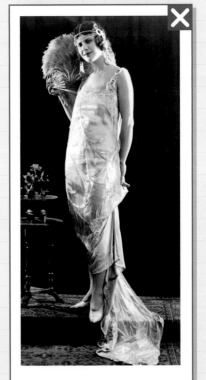

圖 F-10
1920年代起，鬆垮的懶散姿勢成為一種時尚。

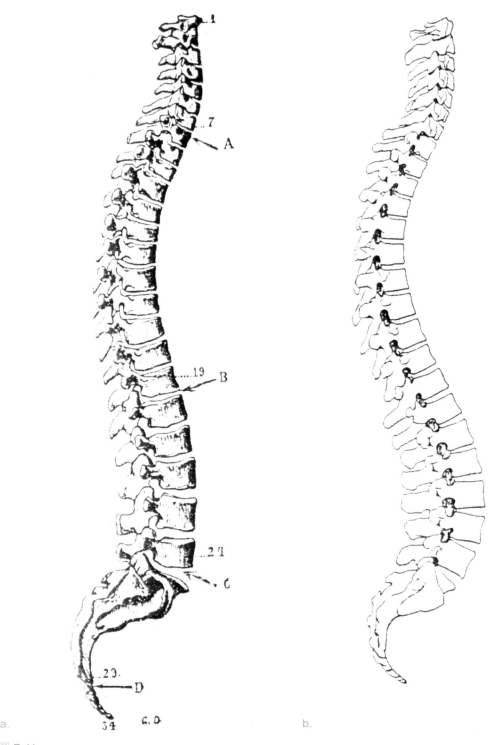

圖 F-11

左邊的脊椎剖面圖來自 1911 年出版的解剖書，顯示當時正常脊椎的樣子。右邊的脊椎剖面圖來自 1990 出版的解剖書，反映當時一般認為的正常脊椎曲度，請注意，整條脊椎的曲度大幅增加，特別是下背部（腰）。

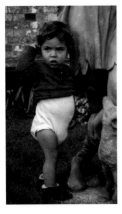

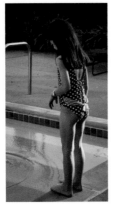

美國　　　　　美國

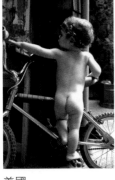

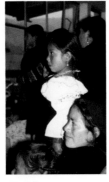

美國　　　　　厄瓜多

圖 F-12
全世界的幼童都有相似的健康姿態，證實健康姿態存在於人類原始姿態中。

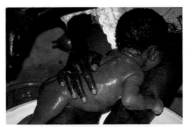

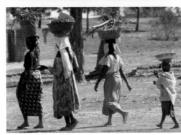

圖 F-13
文化傳播可以透過正統訓練或身體力行，其中大多數是來自模仿（布吉納法索）。

## 傳統體感的喪失

現代社會中，許多家庭成員分居各地，教養孩子的夫婦與他們父母、祖父母相隔甚遠，文化與傳統體感的傳承因此中斷；相反的，在非洲部落、葡萄牙農村、印度村落及其他傳統社會中，家庭成員並未四散各地，傳統體感得以保持傳承。**雖然人類都擁有良好的身體構造，但體感的養成仍然需要有文化做支撐**，特別是在青少年身體發育定型階段中，身體使用的智慧才能代代相傳。祖父母教導子女如何教養下一代、教師指導學生在課堂上如何保持好坐姿、子女模仿父母親用餐進食的動作等，都是文化支撐的實質展現（圖 F-13）。

某些文化知識藉由現代化的傳播工具傳播確實較容易，但體感知識則需要透過身體的接觸、及不斷重複的視覺來學習；若是體感的傳承中斷，那麼我們的日常身體動作就容易隨興、無法傳承古老智慧。

在體感傳統中，與兒童相關的部分特別重要，童年時期的姿態與動作模式會烙印在腦海中，這些體感傳統包括餵奶時如何托抱小孩、如何抱或揹小孩、如何教孩童正確坐姿等（圖 F-14）。今日的父母與祖父母已失去這些傳承多代的智慧（圖 F-15），現在的孩童在姿態與動作上更是糟糕（圖 F-16）。

大人教導小孩姿態時，最常聽到的話就是叫孩子「坐直」，不知道如何坐比較好的孩子們，通常就是僵直的坐挺，施加過多壓力在腰部，所以會很快就感到疲累，沒多久又恢復癱軟坐姿。好姿態的相關知識，已不存在於我們的日常智慧中。

就連醫學專家都不清楚好姿態的相關知識，更別談如何做到優良姿態，醫療機構對所謂的「真正理想姿態」已失去鑑別力，甚至誤

認現在一般的姿態才是最自然、最理想。相關的醫學建議、干預和醫療器材，諸如腰部支撐枕（見第56頁）、頭頸枕（見第82頁）、加強型胸腰薦椎背架（見第141頁）等，都一再反映且延續這種文化趨勢，這些做法只是讓下背部（腰）及頸部（頸椎）曲線更加彎曲，而應該自然彎曲的腰薦骨（後腰部到下臀部間）曲線則被拉平。

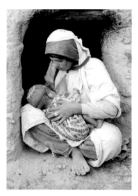

敘利亞　　　　　美國　　　　　布吉納法索

圖 F-14
照顧小孩的技巧，同時也是讓小孩學習健康姿態及動作模式的最佳典範。

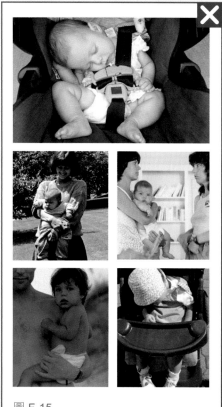

圖 F-15
照片中的兒童姿勢全都是不健康的（美國）。

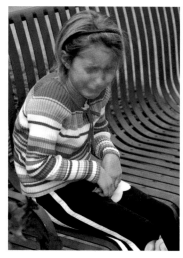

圖 F-16
嬰幼兒時期若未曾接受正確姿勢的照看，長大後容易姿勢不良（美國）。

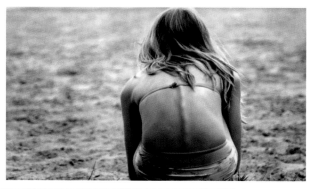

我強烈建議參加高克蕾的課程，或至少聽一場她的演講，相信你一定會和我一樣，用全新的思維及想法看待背部和身體健康。目前我依然持續向我的病患宣揚高克蕾的卓見（盡我最大可能），我相當同意她的理論，傳統體感的智慧傳承得不夠理想，我認為她的做法比較優秀也比較正確。

潔西卡・戴維森

帕羅奧圖醫療基金會內科醫學博士

加州帕羅奧圖

從瑞典來帕羅奧圖探望母親時，我驚喜的發現她能站的更直、坐的更挺，而且情況日益改善，這情況激起我對「高克蕾法」的高度好奇，因為我教授自然療法，也總用許多新方法幫助病患。

讓背部伸展而不是縮攏，是學習過程中最艱難的部分，但令我感到訝異的是新姿勢很快就變成我的習慣，幾天之後，頸部的緊繃已不翼而飛，而彎腰駝背時則立刻全身不舒服。

我終於了解之前為什麼經常感到疼痛，一天到晚需要按摩。現在，當我的姿勢正確時，身體立即有放鬆的感覺，真的非常神奇。

凱瑟琳・博克尼爾森，自然醫學醫師

瑞典

## 時尚界的影響

造成人體體感出現傳承中斷的另一個主因是時尚界。第一次世界大戰前後，服裝界及家具界的時尚流行，不約而同出現改變人體姿態的觀念和做法，不到幾年時間，法國時尚雜誌原本刊登的照片出現大幅度改變，原本的自然體態（圖 F-17）轉變成嚴重的扭曲體態：臀部縮攏、肩膀有氣無力的下垂、脖子伸長（圖 F-18），就像現今伸展台上的模特兒，1920 年代後的時尚界推廣這種體態，認為這種體態輕鬆、隨意又新潮，並指正統體態生硬、僵直又過時。家具界的設計型態也在 1920 年代出現轉變（圖 F-19、F-20），主張有氣無力的體態代表舒適、隨性，巴塞隆納椅可說是收攏臀部、嚴重扭曲脊椎的早期代表，其他許多現代化椅子也一樣。（見 106 頁，圖 3-15）

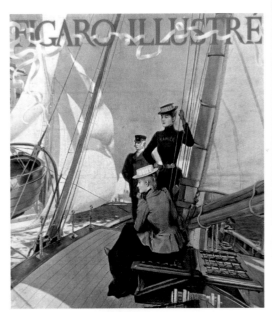

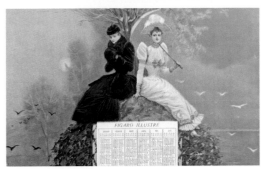

圖 F-17

第一次世界大戰前，法國流行雜誌描繪出健康的體態。

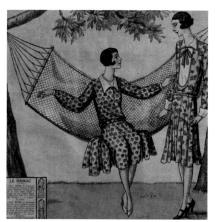

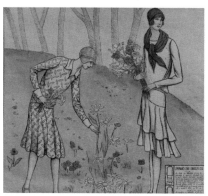

圖 F-18
1920 年代起,法國流行雜誌把有氣無力的體態視為時髦表徵。

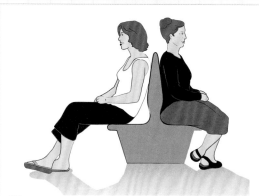

圖 F-19
這張圖片描繪葡萄牙船艇上遊客的姿態,顯示當時的椅子構造是為健康姿態所設計,圖中年長女性懂得利用椅子維持健康的臀部坐姿,而年輕女性的背部恣意滑下椅背、縮攏臀部,不懂得利用椅子的優良設計。

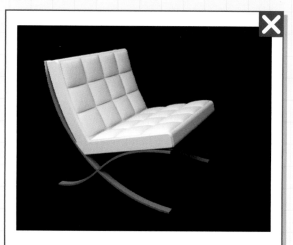

圖 F-20
巴塞隆納椅,1929 年在巴塞隆納世界博覽會首次問世,反映出從當時延續至今的潮流,以隨意舒適之名,迫使臀部縮攏。

## 背部的壓力

不管原因為何,扭曲及受壓迫的脊椎確實是許多人面臨的問題,一開始也許不嚴重,但壓力隨著時間的累積,可能在 10 多年後就會跨過安全門檻,門檻之後等著你的是神經、骨骼及骨盤受損,疼痛也會同時上身;**疼痛有時可能不是直接來自受損的組織,而是背部的肌肉痙攣,這反而是種避免健康惡化的自體保護反應**;不管是來自損害或是肌肉痙攣的疼痛,都會驅動人們力求紓解之道,也是你為什麼閱讀本書的原因。

> 我和背痛已經纏鬥超過 30 年,真希望我能早點遇到艾絲特‧高克蕾。不管是醫學療法還是替代療法,甚至是醫療手術,我都試過,但日復一日的背痛及體力衰竭仍不斷折磨著我,高克蕾是第一個對我最有實質助益的人,她的體姿法可說是無價之寶。
>
> 馬克‧塔克曼,攝影師
> 加州門羅帕克

## 遠離疼痛的苦難

你可能試過各種方式想要減輕背痛，也可能對醫師建議的各種方法感到厭煩，比如消炎藥、肌肉鬆弛劑、物理治療、打針，甚至是外科手術；其他的替代療法可能試到不想再試，如整脊、針灸、按摩、瑜伽或時下其他各種新式特別療法等。

幸好，你終於找到正確的方法了。本書會幫助你重新建立最自然的體姿及身體動作模式，找出疼痛根源，重回沒有背痛的生活並保持下去。

當學習我的技巧時，你可以預期：

✔ 減少或消除肌肉及關節疼痛。

✔ 預防肌肉及關節進一步的退化和損害。

✔ 增加能量、精力與靈活度。

✔ 減輕壓力、改善外表體態。

你會發現，學習我的方法很快就能上手，而且一開始就效果立見，需要的器材不過就是張好椅子、幾個靠枕和一雙好鞋，一旦學會基本原則，做這些動作根本就不會占據你的時間，因為都可以運用在日常生活的各種姿勢中，身體的各種活動將變成高效能運動，在活動的同時也伸展放鬆了身體，這會讓身體更健康（圖 F-21）。

## 我能得到什麼嗎？

你將學習如何透過坐、睡、站、走等動作來善用身體原始結構、彎曲四肢，以保護並強化骨骼及肌肉。

✔ 坐著時你會感到舒適自在；椅子如果有椅背，你的背部會是處於牽引力治療的姿態（坐姿伸展）；如果沒有椅背，一塊塊的椎體可以堆疊在姿勢正確、前傾的骨盆上（堆疊坐法）。

✔ 睡眠時會感到舒適，還能獲得幾小時的復原牽引力，不管是平躺或側睡（伸展睡法）。

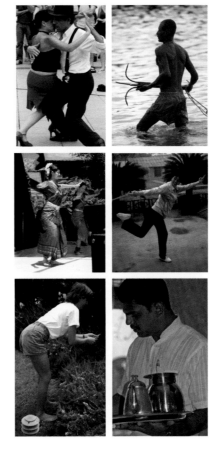

圖 F-21

每天的日常身體活動可以當成治療式的伸展，或強化身體的運動。

✔ 站姿會讓全身大部分的肌肉放鬆，承受重量的骨骼垂直堆疊在腳跟上（高聳站立法）。

✔ 彎曲身體時的支點改成臀部髖關節而非腰部，運用背部肌肉，讓椎間盤及韌帶省點力氣（髖關節彎身法）。

✔ 在做那些會挑戰脊椎結構的動作時，像提重、扭轉等，會使用腹部及背部（內建護腰）的特定肌肉來保護脊椎。

✔ 走路會是一系列平穩的向前推進，如此能刺激下半身肌肉，承受全身重量的關節將如釋重負（滑行走路法）。

重新學習身體日常活動的正確姿勢，肩膀、手臂、頸部、軀幹、臀部、腿部及足部等身體各部位，得以回歸最自然原始的姿態，讓你更有自信、更能掌控健康。

✔ 這些方法非常強調脊椎的伸展及減壓，因此某些造成椎間盤退化及關節炎的壓力將得以消除。

✔ 每天花數小時建立溫和的「牽引力」替脊椎減壓，最多可能會長高 1 英吋。

✔ 這些方法著重椎骨正確堆疊及校正，有助於骨鈣的蓄積、預防骨質疏鬆症。

✔ 由於肌肉得以放鬆休息，體內循環會因此獲得改善，身體系統就能夠高效率地滋養、修護組織、清除體內廢棄物。

✔ 藉由脊椎的重新調校，能改變呼吸機制，提昇胸腔活動量，一段時間後，胸腔將會擴張、肺活量增加、提昇攝氧量，體力會因此改善。

✔ 肌肉獲得善用，減少使用關節，讓關節更不易受傷和退化。

> 跟高克蕾學習姿勢，大幅提昇我的生活品質，過去 10 多年來，我一直為慢性關節病所苦，認識高克蕾前，我一直飽受背痛困擾，1 年至少會發作幾次特別嚴重的背痛，每次發作至少 1 星期無法正常活動。自從和高克蕾學習姿勢後，一般的背痛已消失無蹤，劇烈背痛也已 18 個月沒發作，而且我還長高 1/2 吋，這一切都要歸功於我採用的新姿勢，不僅讓我更健康，也讓我更有自信。
>
> 愛得華‧史琵科
> 加州帕羅奧圖

## 好體姿是什麼樣子？

如果你是住在 100 年前的葡萄牙和非洲鄉村，對健康體姿一定了然於胸；但既然你是住在現代化工業社會，而且身邊一個個都姿態不良，那麼本書闡明的良好體姿對你會有所幫助，閱讀下列描述時，請同時參考圖 F-22、23。

骨盆向前傾或前斜。你可以想像有條腰帶，腰帶往前方下垂，骨盆前傾通常是指脊椎下方有個明顯角度（在 L5 與 S1 脊椎骨間），也就是腰薦椎，這和凹背明顯不同，凹背是發生在較上方的上腰脊椎。另外，背部中間有條平滑、垂直的凹溝，凹溝沒有任何特別深陷處（例如下背部），也沒有特別突出的脊椎骨（例如上背部）。腰薦椎上的整條脊椎曲度相對較小。

肩膀的位置比身體軀幹還要後面些，因此手臂會和後背脊椎對齊，當手臂稍微向外轉時，大拇指或甚至整片手掌會朝向前方。

軀幹前部的輪廓就像個圓頂，且線條平滑。和腹部輪廓相較下，肋骨下緣非但沒有特別突出，甚至還和腹部輪廓同高；胸腔隆起的胸骨，隨每次的呼吸而起伏。

軀幹與腿部間的腹股溝角度柔和，股動脈、股靜脈及神經功能得以正常運作，互不干擾。

想像有一條線，從耳朵中間開始連接到鼻尖，接著轉彎向下延伸和下巴交會，形成一條輕鬆、拉長的頸線。

臀部肌肉之所以會發達，是因為臀部的位置享有力學優勢，而且走路時也會用到臀部肌肉。

全身肌肉狀況都非常良好（連接骨骼的肌腱沒有長期緊繃的情形）。

承受全身重量的主要骨骼和腳跟垂直對齊腳。

腳趾略微向外 10 ～ 15 度，腳弓弧形明顯健美。

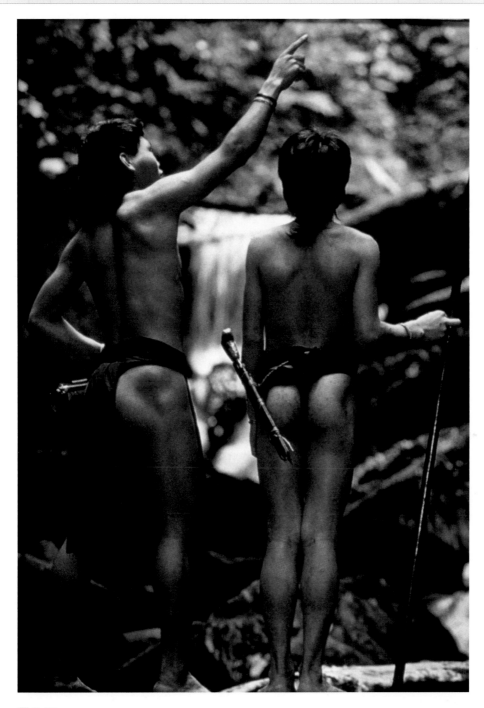

圖 F-22

這兩名烏邦族人的照片是伊安・麥克齊（黎明遊牧出版社）所拍攝，他大方的讓我使用照片。我心中對人體之美、力量及優雅有完美的標準，這張照片勝過其他照片，完全符合我心中標準，它展現出人類與生俱來應有的自然姿態。仔細觀察他們的臀部，位於脊椎後方正確位置且肌肉發達，脊椎後方肩胛骨位置也一樣正確，背部正中央的凹槽平滑，腳趾略微向外，還有漂亮拱起的足弓，全身肌肉結實但不緊繃。

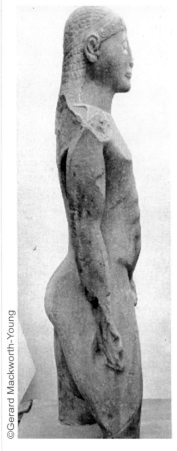

©Gerard Mackworth-Young

圖 F-23
這座希臘雕像腰薦骨之間的角度明顯、相對平坦的上腰椎、手臂於軀幹後部自然下垂、下巴略向下縮、胸腔下方與軀幹前部輪廓同高、腹股溝處的角度溫和。

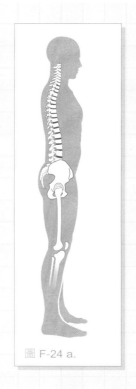

圖 F-24 a.

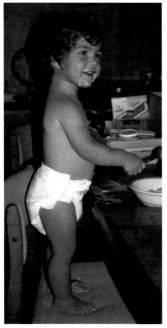

我女兒 1 歲時的照片，注意看她的腰薦骨，曲線明顯，相對平坦的上腰椎，下巴角度向下，腹股溝處角度不大，脊椎骨和腿骨位置在腳跟正上方。

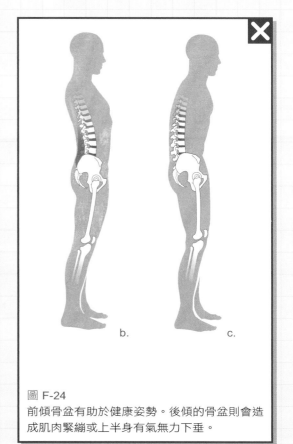

圖 F-24
前傾骨盆有助於健康姿勢。後傾的骨盆則會造成肌肉緊繃或上半身有氣無力下垂。

## 健康的骨盆

骨盆前傾是人體健康的基礎，同時也會影響身體其他結構的位置。

現在許多醫學及健身專家都建議所謂的「中間」位置，也就是有輕微（甚至有點嚴重）的骨盆縮攏或稱為後傾。後傾的骨盆會讓身體出現兩種姿勢，要不就是你能站直身軀，但後背部肌肉緊繃；要不就是你能放鬆身體，但上半身有氣無力的前傾（圖F-24b、c），這兩種姿勢都不健康，並且都會傷害身體。

本書有眾多小嬰兒、原住民、人類祖先的照片，透過照片讓讀者從中學習讓骨盆回歸自然原始的位置。理想的骨盆位置是前斜或前傾（圖F-24a），這種姿勢讓脊椎能以最自然的方式堆疊，不會造成肌肉緊繃，並校正脊椎位置，使其位於腿骨正上方，承受身體重量的骨骼可以獲得適當壓力（可預防骨質疏鬆症），肌肉能適時獲得放鬆，還能調整雙腳及臀部肌肉位置，如此便能使脊椎和骨盆處於力學優勢的優良位置。

當人類從四足行走進化成兩足行走時，L5-S1椎間盤（腰椎第5節，薦骨第1節）變成楔形，骨盆前傾是為了幫助椎間盤留住完美的楔形空間（圖F-25a）；其他骨盤姿勢會讓L5-S1椎間盤受傷害，骨盆後傾將造成椎間盤前部的壓力，迫使椎間盤向後突出，並磨損纖維表層（圖F-25b），椎間盤受損情況從腫脹、椎間盤突出，到椎間盤脫出都有可能。

腰薦骨的彎角和凹背不同，腰薦骨彎角是位在脊椎的極下方處（L5和S1之間），是非常自然的曲線，而凹背則是在高於腰椎處的不自然曲線。

除了影響骨骼、椎間盤和肌肉，骨盆位置還會影響骨盆內的臟器。前傾的骨盆能夠為骨盆腔和腔內臟器留下充裕空間及最理想環境；後傾的骨盆則會壓縮骨盆腔臟器，擠在一個不自然的狹小空間，會損害臟器形狀、方向及功能；許多病患學會如何前傾骨盆後，健康方面都獲得不少改善，比如大腸躁進症、便秘、經期失調的痛苦痙攣和腫脹（女性），或前列腺問題（男性）及生育問題，我期待這方面能有更多相關研究出現。

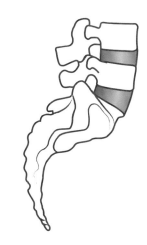

圖 F-25
a. 前傾的骨盆有助於保護 L5-S1 椎骨間的楔形椎間盤。

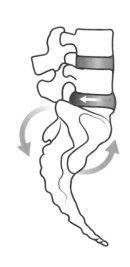

b. 縮攏的骨盆會造成 L5-S1 椎間盤腫脹、突出或脫出。

骨盆前傾可調整恥骨位置，使它位於骨盆腔臟器正下方，成為骨盆腔臟器下方的有力後盾。縮攏的骨盆則把這挑大樑的工作留給脆弱的凱格爾肌（恥尾骨）獨力苦撐（89 頁，圖 3-9）。我在臨床實驗中發現，婦女若骨盆蜷縮（縮攏），較容易出現臟器脫垂與尿失禁現象，重新把骨盆回歸前傾狀態，會有助於改善上述毛病，除非情況特別嚴重。同樣地，這方面也值得做進一步的研究。

由於腿後肌是附著在坐骨（坐骨粗隆）上，縮攏的骨盆會使腿後肌變短、無法保持原有放鬆的長度，會因此增加腿後肌受傷的可能性；骨盆前傾對於保持腿後肌基本長度的健康有幫助，能保護腿後肌免於傷害。

### 錯誤的好姿勢

理想的脊椎形狀是拉長、有溫和曲線，不是誇張的 S 曲線，只有在 L5-S1 椎骨間，也就是脊椎的底部，才會有特別顯著的曲度。

不管是在醫學界或一般人的想法，正常的脊椎曲線是下背部（腰椎）顯著向前彎、上背部（胸椎）向後曲、頸部（頸椎）再次前彎。「抬高下巴、挺起胸膛」是許多人會遵從的「好姿勢」指令，但結果只會讓脊椎曲線更誇張，許多現代傢俱和衣飾都反映並延續這種誇張的脊椎曲線，例如腰枕和頸枕，都被設計來支撐或創造這樣的「自然」曲線。

醫學文獻指出，減少脊椎彎曲可以減少壓迫、減輕疼痛、增加舒適度，雖然在大多數研究腰彎的文獻中，沒有明確說明是哪種腰部彎曲，但其中確實有一份 X 光探測報告，以腰部彎曲為主題，探討彎腰和下背痛（腰痛）間的關係，這份研究和我的主張相同：

背痛患者的上腰椎曲度較高，而下腰椎較無曲度，沒有背痛的受測者則是下腰椎曲度大於上腰椎。

> 我相信……體姿的改變會影響腸道功能的運作，我以前站著時總覺得胃部緊繃、臉頰縮緊、胸骨高聳。身為跑者，跑步對我而言輕而易舉，但長跑時，我常會突然想要移動腸子，更精確來說，應該說我的腸子會突然移動，接著我就會倒大楣了！不過，現在長跑對我已經不成問題，我相信是因為腹部能一直處於放鬆狀態，現在我長跑時，腸子不會再隨意變位了。
>
> 麗塔・西茲曼，專業跑者
> 加州帕羅奧圖

> 已經 40 歲的我，從不曾期待還有機會修正脊椎曲線，現在的我完全不會背痛，而且還能從事各種運動不用擔心受傷。
>
> 曼達・瑪菲，矽谷圖形公司行銷經理
> 加州山景城

> 從這裡學到的技巧，竟然讓我擺脫嚴重的駝背，太開心了！
>
> 安・懷特，崔格身心整合治療師
> 北卡羅來納戴維森

### 每根骨頭都在它應該在的自然位置

人類骨骼排列方式很特別,是開始直立行走後的特殊演化成果,是持續對抗地心引力而遺留下的珍貴產物,每根骨頭都有它的定位,和相鄰的骨頭都能以某種特定方法銜接運作。

承受身體重量的骨骼需要壓力才能保持健康,若是沒有壓力,鈣質會從骨骼中滲出或蓄積不足,而導致骨質密度過低、骨質疏鬆等。重量訓練運動能提供健康的壓力,確保骨骼健康,然而若因為骨骼位置不正確,壓力會因此施於不正確的部位,將造成關節炎,如骨刺(骨疣)之類的毛病。

透過本書,你將可以學到如何重置骨骼,回到它們最正確的位置,減少讓骨骼受損的壓力,重建讓骨骼恢復健康的壓力。受錯位所苦的骨骼結構不只脊椎,還包括足部、膝蓋、臀部等,都是校準不正的受害者。

### 足部:承受全身重量會面臨的問題

當人類從四足行走演化成雙足直立行走時,腳跟也隨著強化以承受直立時的大部分重量,相較之下,足部前端(腳尖)的骨骼結構,就顯得比較複雜精密;然而今日的我們卻沒有把全身重量放在腳跟上,而是錯放在足部中間或足部前端,在非承重的部位施壓過多,會提高各種病症好發率,如腳拇指外翻、種子骨骨折、足底筋膜炎等。

### 膝蓋常見的病痛

膝蓋內旋是常見的問題,與足部內旋和臀部肌肉使用不足有關。當腿部承受身體重量卻沒有適當校準時,腿部就成為磨損的受害者,特別是在彎曲時,會更容易 讓膝蓋受傷。膝蓋內旋容易造成韌帶撕裂、半月板磨損、膝蓋關節炎。另一個常見的膝蓋問題是過度伸展或膝關節交鎖,膝關節交鎖是不良姿勢基本元素之一,通常會造成肌肉緊繃、阻礙循環,膝關節交鎖通常會有不正確的髖關節(臀部)位置,而髖關節位置不正確還會造成其他一連串的健康問題。

### 髖關節:你怎樣「擺放」臀部?

在我們的文化中,想找到良好校準的髖關節實在太難,人們習慣把臀部「停」前面一點,很明顯地,錯把股骨頭放入髖關節內(髖臼),連接此兩處的肌肉因而緊繃,肌肉緊繃又縮減骨頭球狀端頭和骨臼間的距離,導致骨骼與骨骼直接接觸。日復一日的不自然壓力,會造成關節炎、髖關節置換的可能性。髖關節錯位還可能造成股動脈、靜脈及神經阻塞,影響腿部與足部間的循環,可能產生的病症包括足部冰冷、雷諾氏綜合症(編注:遇冷或情緒刺激時膚色異常,好發於手指腳趾)、腿部傷口癒合遲緩等。在高聳站立課程中,你將學習如何把骨盆正確放在股骨前端上;在滑行走路課程中,你可以學到如何重建股骨頭及髖關節(髖臼)之間應有的間距。

> 長期以來,我患有慢性頸部疼痛,就連物理治療都束手無策,但高克蕾的體姿法將我解救出來,現在我過著不會疼痛的日子,就算是久坐或長途飛行都沒問題。
>
> 丹·理蒙,嘉信理財公司首席策略長
> 加州舊金山

## 多使用肌肉而非關節

我們在許多日常活動中常常過度使用關節，過少使用肌肉，以致產生負面影響：「肌肉沒有獲得保持強壯所需的壓力，而關節則承受太多壓力導致磨損。」例如，大多數人差勁的走路姿勢，對承受身體重量的膝關節、髖關節和脊椎是項艱困的工作，每踏出一步，全身骨骼便為之震動，讓臀部和大腿肌肉運動過少。透過本書，你可以學習到善用腿部及臀部的正確走路姿勢，讓身體平順前進，每次踏步都是溫和的落地，能保護關節免於衝擊力和磨損、增強肌肉力量。

你還可以學習如何在彎腰時多用肌肉、少用關節，差勁的彎腰姿勢不僅讓你缺乏使用背部肌肉，還會對椎間盤及韌帶帶來沉重負荷。良好的彎腰姿勢可以促進背部長肌肉運動、讓椎間盤及韌帶免於受傷，肌肉會因此增強力量，使關節保持健康。

在第 5 課，會學習到如何使用人體「內建」護腰，對抗脊椎壓迫或扭曲的威脅，這課也會幫助你減輕關節（椎間盤）負擔，把壓力轉移到肌肉（腹部及背部內在肌群），這對肌肉或關節都比較好。

## 讓肌肉適當地完全放鬆

當肌骨系統出現問題時，我們通常的解決方式是加強鍛練肌肉（多數的物理治療訓練法），但常常只記得加強鍛練肌肉，卻忘了讓肌肉有適當的放鬆機會。適時放鬆肌肉對維持肌力強度很重要。透過放鬆肌肉可以促進循環、輸送養分、清除廢棄物等，但許多人卻花太多時間讓肌肉做不必要的緊繃，事實上，脊椎錯位可能是造成肌肉緊繃的元凶，而我們卻反倒都習慣了肌肉的緊繃。重新調整脊椎及骨骼結構，可以打破這種惡性循環，適時放鬆肌肉，只有在需要時才讓肌肉緊繃。

## 呼吸也是種治療

呼吸不只是在於供氧而已，呼吸這個簡單動作其實是具有治療價值的。它讓胸腔組織及脊椎保持運動、維持良好循環及健康，就算不是做有氧運動，呼吸也能提供胸腔自然的運動量；每次呼吸都是一個自然的彈性運動，吸氣能溫和的拉長脊椎，而呼氣則是將脊椎再推回，這種規律運動就像溫柔的按摩，刺激身體保持良好循環，一天 24 小時無休的支撐身體健康。

一旦脊椎骨堆疊錯位情況改善，脊椎四周肌肉就可以獲得放鬆，將有利於呼吸的彈性運動；身體休息時，只要透過呼吸，就能讓胸腔和脊椎獲得最大運動。運動或從事其他活動時，對肺部的要求提高，橫隔膜或腹部會更配合整體呼吸律動，換句話說，你會發現隨著姿勢改善，肌肉隨之放鬆，肺活量也會隨著增加。

> 如果你已經歷長時間的身體不適，相信你也一定會嘗試各種方法來尋求改善，本書提供的方法真的相當有用，提供的呼吸法特別不同，當改善呼吸時，其他的不適會隨著改善。
>
> 羅賓·普法夫，企業家

## 真的有效！聽聽他們怎麼說

在學習我的課程後，幾乎所有病患的病症都獲得改善，就算是那些長期受背痛之苦、懷疑不再有方法能減輕他們疼痛的病患們，也都擺脫疼痛，他們不再依賴止痛劑，對於可以避免手術鬆一口氣，他們終於能掌控自己的身體，因為他們明白造成病痛的原因，知道如何避免類似症狀再度發生，以下是幾位病患的見證：

嚴重的腰痛和坐骨神經痛困擾我超過 20 年，有時候我走不到 50 碼就必須蹲下來，這樣才比較不痛。我因為椎間盤突出動過背部手術，背部問題常常讓我失眠，我試過以運動和止痛藥雙管齊下，希望能改善疼痛，但效果很差。

這些年來對我幫助最大的是艾絲特·高克蕾，背痛問題已經獲得控制，半夜不再因為背部痠痛難耐而醒來，而且還可以一次走上 5 英里，甚至更遠，長時間走路時只有些微不舒服，甚至根本不會不舒服，如果我能避免長時間的固定坐姿（比如坐車、搭機），就幾乎能忘記背痛曾經困擾我多年。

高克蕾法很有邏輯、說服力強且教授法相當專業，不像一般物理治療，我認為，應該讓更多背痛患者容易獲得高克蕾法提供的深入分析及見解，期待她的方法能成為標準治療法的其中之一，如果早點接觸高克蕾法，我就能更早免於痛楚。

保羅·埃力克
史丹佛大學生物科技系教授
保育生物學中心主任
加州史丹佛

1989 年那年，我在紐約一間舞蹈工作室擔任專業芭蕾舞者，剛滿 3 年多，第一次扭傷了腰，沒想到那個看似輕微、沒有造成任何傷害的扭傷，竟然讓我 13 年都擺脫不了背部與頸部的傷痛，從發作頻率、嚴重度、及時間來看，這些傷害只增無減，而且已經無法痊癒。

接下來的幾年，我努力尋找各種療法，但結果讓我越來越悲觀，無力感越來越強，我找過各種傳統和非傳統的治療手段：醫生（包括外科醫生、知名運動醫學專家）、接受 2 位備受推崇的物理治療師的完整療程、3 位脊椎治療師、1 位針灸師、1 位中醫、數不清的按摩指壓調理師、及兩位專攻背部護理的瑜伽老師，在身體治療師方面，包括亞歷山大技巧、費登奎斯身體教育、身心平衡技巧等，真是族繁不及備載。

上述努力所獲得的成果都很微小，我幾乎認定自己一輩子擺脫不掉這個無法治癒的慢性背痛。1991 年我就放棄跳舞，在那之後接下來的 10 年中，我出現緩慢但顯著的衰退，一旦從事激烈運動（舞蹈、瑜伽、武練、慢跑、游泳、健行或是每日例行健身），我就發現自己能做的運動越來越少。我首先是放棄跳舞，接著是放棄重訓，然後是放棄瑜伽和游泳，全都是為了不讓自己再犯背痛。

到了 2000 年，我唯一做了後不會背痛的運動，只剩下走路。直到 2002 年開始學習高克蕾法後，這 10 年來，不管白天還是晚上，背痛不再困擾我。

一開始我先學習健康的坐姿、站姿、躺姿及走姿，慢慢地增加學習拉筋、瑜伽姿勢、結合印度和巴西的舞蹈，這些方法的效果真是太神奇，幾星期內，我的背痛開始消失，我的活力（包括開朗的心情、生命力）都增加了，6個月後，我開始重拾瑜伽、重訓、游泳，奇蹟的是我又能跳舞了！今天，我已經完完全全不痛了，再次過著精力充沛的生活。

高克蕾法高明地以解剖生理學為紮實的基礎，融合中國醫藥元素，鑽研不同地區的動作及姿勢型態，樸實又高雅，將我從不可能痊癒的想法中解救出來，艾絲特·高克蕾給我的幫助真的讓我無以為報。多年來我白費功夫、試圖紓解長期背痛，現在的我竟然還能過著充滿活力、自由的生活，我十分強力推薦高克蕾法。

> 班·戴維森，史丹佛大學學務處副學務長
> 加州史丹佛

2004年1月我成為艾絲特·高克蕾的病患，非常感謝她的引領，減輕讓我痛苦、失能的腰痛，我的生活因此大幅度的改善。
我從高克蕾這裡學到的第1堂課，是平躺床上時把腰部牽引歸位的方式，我立即覺得疼痛減輕了，1星期後，每天早上醒來，我不再感到背部僵痛，其他類似的課程，像是如何重新校準背部，就算開車也能輕鬆執行這個動作，而且馬上就有效果（我可以連續開車1小時，不再有任何不舒服）。我不斷學習這些微妙的姿勢，像是呼吸、站姿及走路等，身體不斷地獲得改善，我的核心肌群同時也強化，並獲得足夠力量支撐腰部。

高克蕾法有效的原因是：利用坐著、開車、除草或散步等每天的活動，做到端正姿勢、強化及伸展，可以經常且確實的做這些動作，和物理治療師所建議的仰臥起坐、骨盆傾斜及骨盆伸展運動完全相反。

換句話說，高克蕾法的動作很容易記，每當背部又開始找麻煩，我自然而然就會做這些動作，不僅完全不會造成背部壓力，還帶給我舒適和安全感，不同於一般物理治療的經驗，通常物理治療的系列動作只會讓我更不舒服（而且還讓我的背受到二次傷害）。

在高克蕾之前，我找過骨科醫師、理療科醫師、足科醫師等，接受腰部訓練課程和物理治療課程，試過各種消炎、止痛、肌肉鬆弛劑等，但還是持續飽受疼痛之苦。當我做核磁共振攝影時才發現，我的脊椎比一般中年婦女磨損的還要嚴重，因為我年輕時仗著體力，總是扛著過重的岩石樣本來虐待我的背，誰還能期待我的脊椎不受傷呢？

還沒有遇到高克蕾的前5年，我每年都因為嚴重背痛而必需臥床數日，這樣的日子讓我的活動力下降、對工作帶來困難，我無法四處參加教授會議、進行地質田野調查。但當我開始學習高克蕾法後，嚴重的背痛從此不曾發作，更令人欣慰的是，若突然出現一點小刺痛，我就有方法可以預防刺痛升級為令人無法行動的劇痛，我不再錯過任何工作，也不需要藥物止痛。2004年11月還能參加美國犬隻靈敏度國家級比賽（我的嗜好）。

高克蕾法持續改善我的生活品質，到目前為止，我還是對高克蕾法感到驚奇，看起來只不過是小小地調整一些姿勢，卻能帶來巨大的進步，而且沒有任何缺點；另外一個證明

進步的實質證據是：我的身高；我竟然長高
3/8 英吋（約 1 公分），這讓我對年輕時的
自己感到很不好意思。

蓋兒・麥胡德
史丹佛大學地質學教授
加州史丹佛

我很慶幸遇到艾絲特・高克蕾。她替我矯正
因脊椎管狹窄症而嚴重受限的步行能力、因
脆弱的椎間盤軟骨壓迫所造成的坐骨神經
痛、以及嚴重的姿勢不良。1 年半前，我開
始向高克蕾學習她的技巧，之後再也沒服用
過非類固醇止痛藥（之前我每個月的發作都
必需靠止痛藥），朋友和家人不斷稱讚我的
姿勢大幅度改善，我開始試著恢復走路運
動，現在有機會向大家推薦高克蕾法，真是
我的榮幸。

米爾頓・羅梭夫，醫師
加州帕羅奧圖

我的生活因為姿勢改變而變得更好，太感謝
高克蕾了，我現在已經擺脫從青少年就困擾
我許久且讓我衰退的背痛。

蘇珊娜・赫克，美國地質探勘局地質學家
加州門羅帕克

我深受艾絲特・高克蕾的方法所吸引，它幫
我治癒長期的脖子痠痛，在治癒過程中讓我
感到快樂，讓我能好好的跳舞。

茉莉・朵希，前芭蕾舞者、教師
加州亞瑟頓

想知道更多患者的謝詞與來信，可上網查詢：
www.egwellness.com。

# 入門篇

## 如何使用本課程

我丈夫從青少年時期開始就會彎腰駝背，這些年來他對我的課程產生興趣，偶爾還會參加，他的肌肉健康，外表產生極明顯的改變，左圖是他 28 歲時的照片；右圖則是他 48 歲。

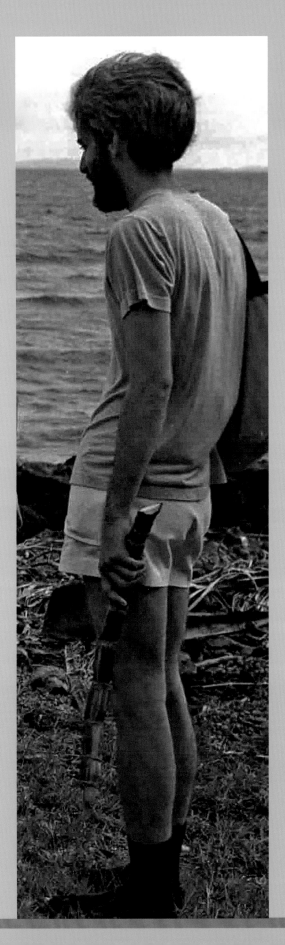
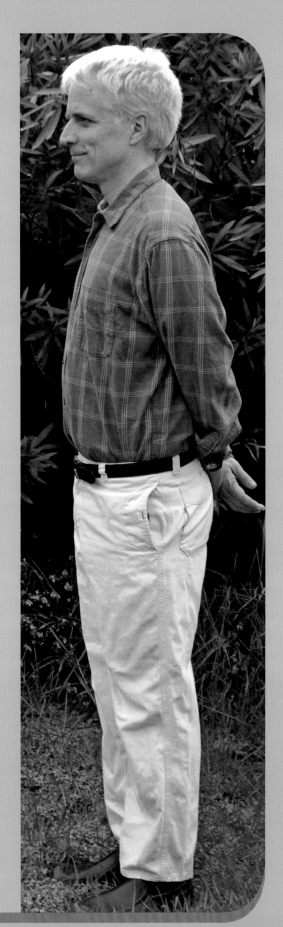

跟本書章節完成所有的課程後，就能學會高克蕾 101 法。本書涵蓋基本資料、圖解及精確的分解動作，讓你安全地改善更健康的姿勢與動作，就像在看旅遊指南的介紹一樣，可以在不熟悉的外國城市安全地穿於棱大街小巷中。

# 一步一步來

學習高克蕾法一開始可能會沒耐性，想要直接跳過某些課程，或急著先做好像能解決自己病症的部分，根據我 15 年的經驗，建議要照順序一步步來。照順序練習的好處是：

- 透過第 1 課了解姿勢改善的基礎，改善你可能正在承受的背痛及不舒服。
- 學習如何支撐及保護精密的人體結構，確保你能安全地做到每個技巧。
- 初期課程學習的相關技巧，後期課程還會再使用，這會有助於你在後期課程中善用更複雜的技巧。

相信我，這些看起來似乎完全不相干的動作，之後你會很快發現其中的關聯並加以串聯。重新架構身體結構，就像在拼圖一樣，大多時間會用在「購成」單獨區塊，不需考慮其後的「組合」問題。對大多數人來說，改善足部姿勢看起來和改善背部疼痛一點關係都沒有，然而偶爾檢視整體狀況也滿重要

的，所以我在每章節的課程都會提供相關解釋，幫助你更快了解自己身體的整體狀況。本書課程順序有時可能真的需要依個人情況調整，接下來列舉一些特例，如果你有類似以下情況，請按照下述建議依序完成課程：

## 椎間盤脫出
### 注意
如果你懷疑、或經診斷證明腰部確有椎間盤脫出問題，請在學習本書方法時，務必向專業醫師諮詢，在你還沒有能力足夠進行受傷處的正確伸展時，謹記千萬不要做第 3 課（堆疊坐法）、第 4 課（側躺伸展法）以及第 7 課（髖關節彎身法）。拉長背部對每個人都是安全的治療法，第 1 課、第 2 課及第 5 課會教你正確拉長脊椎的方法，可以讓你身體舒適，還能加速受損脊椎的復原速度。我建議你學習本書課程的順序是 1、2、5、6、8，附錄 1 有更多專門運動，能加強鍛練軀幹的肌肉。

## 高衝擊度的運動
高衝擊度的運動（如跑步、衝擊有氧或活力有氧）若是沒做好，很容易讓椎間盤受到嚴重損害，如果你有在從事這類活動，可能會想馬上開始保護自己的背部，我建議你先讀第 5 課（善用人體內建護腰），你將會了解其中的奧妙，如果你先充分了解第 1 ～ 4 課後再讀第 5 課，效果會更好。

### 彎腰動作

請注意，如果你日常生活常做彎腰的活動（如園藝），彎腰方法與背部健康關係很大，懂得彎腰技巧的人，通常都能享有健康的背部，不懂彎腰技巧，則通常會有背痛問題。如果你現在還不會背痛，可以先讀第 7 課（髖關節彎身法）學習更好的彎腰法（萬一有任何不舒適要馬上停止），之後再依照正常順序學習，當你又看到這堂課時，馬上就能改進你的技巧，並將日常彎腰活動轉變成健康的運動。

## 重新教育大腦
## 等待改變的來臨

很多人問我，要多少時間才能學會本書的技巧，這個問題沒有標準答案，**改變我們的慣性活動需要重新教育大腦，讓大腦丟掉一系列的舊習慣再換上一套新的**，我們需要重塑自己的坐姿、站姿、動作…等，從最基礎的動作做起，每個人的學習速度各有不同。一般來說，平常就有從事各類活動及運動習慣的人，已經很習慣於隨時吸收新的動覺體感，而有些慣於久坐者，學習迅速之快也令我相當驚喜，可能是因為本書的技巧都相當基本易學，所以大家能迅速上手。有些人學的比較慢，因為需要比較長的時間才能忘掉根深蒂固的舊習慣。不過，大多數人都開心

的發現這些技巧簡單易學，也許是因為這些技巧是回到人體最自然原始的方式，潛意識中早就對這些動作相當熟悉，所以當你重溫這些「新」坐姿、躺姿及各種動作時，自然而然就會了。

不論哪種身體姿勢的改變，你可能還是會遇到一些比較基本的挑戰，因此，學習人體動作的新體姿，務必一個動作一個動作慢慢來，不要強迫自己馬上達到最完美，否則肌肉可能會因此造成不必要的緊繃，給身體一些時間，慢慢調整。

**一個動作至少要重複 20 次以上才能變成習慣**，當你想將書中學到的技巧運用到日常活動時，請多些耐性，縱使你不用常常做這些動作，但時時在心中努力保持認知，最終一定可以變成你的新習慣，你唯一要做的就是不要讓自己的認知跑掉。

### 多快能看到成果？

很多人學完第 1 課拉長脊椎的「坐姿伸展」後，就能看到立即成效，這堂課是調整複雜脊椎結構的最安全姿勢，而且還容易理解和執行，接下來的幾堂課也許要花較久的時間學習，但都能從中獲得實質效益。

這套高克蕾法兼融智慧、視覺及動覺體感。學習轉換新姿勢的同時，自然而然會了解和感受其中的奧妙。學習將分為三個等級，一旦變成新習慣後，效果就會更快、更深入。

## 每堂課大概要多久時間？

急著結束課程沒什麼好處，而且還會減少成功的機會，你應該期許自己花 15 ～ 45 分鐘學習一堂新課程，接著要將學到的方法融入日常活動，一開始可能會花個幾十秒，例如，當你學了課程後，首次坐在桌子前方或坐上駕駛座，你應該先花點時間專心調整好自己的位置，忘記所謂的姿勢，讓自己享受一段放鬆的時光，這就是**用身體記住新姿勢**的方法。

每堂課與課之間留下充分時間，這會幫助你將新方法融入日常活動，**讓頭腦為每個新技巧重塑新模式**，每天最多做 2 堂課（在我的速成課中，就算學員多半來自遠方，但每天最多還是只上 1 到 2 堂課而已），多數人比較傾向一週一堂課。

## 課程難嗎？

雖然每堂課的每個步驟都很簡單，但不見得好做，其中某幾個步驟對所有人來說都很難，有些步驟對某些人來說簡單，對某些人來說卻很難；有些動作之所以困難，是因為身體本身的限制，例如年紀、特殊病症或肥胖；有時候是因為大腦重塑範圍很廣，難度會因此增加，特別是在重塑過程中，**某些特定的姿勢或動作看起來特別不自然，因為它還沒有變成你的習慣**。

學習新的活動模式就像學習一種新語言，理想的方法是將自己沉浸其中，專心使用一段時間後，才能了解箇中奧妙。學習體姿的過程中，不論是大幅度的變化或是小細節的改變，都能從中獲得極大助益。

> 高克蕾法很簡單，而且人人都能很快就學會。
>
> 麥克‧史密斯，軟體工程師
> 加州帕羅奧圖醫療中心

## 課程的安排

每堂課都分 3 個部分：

- 每個姿勢或動作會介紹背景、好處及討論其重要性，還包括必要的警告。
- 每個步驟的詳細介紹，搭配圖示解說，除了正確做法外，還有錯誤做法的圖示，書的最兩邊會有：需要用到的物品、人體解剖圖解、重點概要圖，幫助你深入了解，另外還有照片說明如何將姿勢做得對。
- 最後「這些狀況改善了」、「遇到這些問題時」、「補充你的常識」、「重點複習」。

# 進度安排

你會經歷 4 個階段才能掌握住新技巧，開始學習新姿勢或動作後，請試著了解自己正處於哪個階段。

## 第 1 階段 先閱讀並理解

每堂課都會透過討論及示範一個姿勢或動作，請仔細閱讀書中介紹，你就可以達到第 1 階段。

## 第 2 階段 跟隨指示開始練習

每堂課都是學習指南，你可以模仿每個姿勢或動作，記住，不可能一開始就做到最完美，但應該要盡量「模仿」。

> 我認為，這課程最厲害的地方是，治療過程中還會帶領學生思考問題發生的源頭、鼓勵學生利用課程中的工具體驗和思考問題，而不是只提供解決方法就要學生一昧接受學習；對我來說，這種做法相當重要，我認為對其他人來說也一樣。
>
> 嘉納‧卡爾森，數學系教授
> 加州史丹佛大學

## 第 3 階段 不看指示的練習

第 3 階段是不看書就能把坐姿、躺姿或動態姿勢做出來，你應該可以記住各個步驟，做出最合適的體姿。

## 第 4 階段 隨心所欲做出好姿勢

這個階段是訓練的最終目標，需要一些時間；不斷練習第 3 階段，是達到此階段的祕訣，當你最後達到了這個階段，就能善用技巧、隨心所欲的做出好體姿。

## 改善健康狀況

在減緩或消除背痛的同時，我的許多學生還改善了健康，不管是身體的、生理的或是心理的健康，多年來，我的學生都表示，他們的肌肉、關節問題、睡眠、消化、呼吸、生理期（女性）、泌尿功能、性慾、心情、體能、自尊及運動體能都有所改善。

> 我的腕隧道症候群是靠這個方法改善的，真是令人欣喜，每個課程對我來說都像迷你假期。
>
> 凱特‧歐瑞橘，電腦工作者
> 加州聖馬刁市

> 當我坐著、站著和呼吸時，都能感受到最基本的改變，真的很開心。
>
> 珍‧巴特利亞，針灸師
> 加州柏克萊

# 阻撓成功的障礙有…

### 肌肉痠痛

**改變姿勢時可能會出現肌肉痠痛現象**，之前未充分利用的肌肉因為擔負吃重的新工作而開始「抱怨」，不過令人驚訝的是，之前擔負過重壓力的肌肉雖然放鬆了，也會出現一些不適，這是因為乳酸釋放到周圍組織的關係。還好這兩種情況引起的痠痛都只是暫時性的，你可以透過泡熱水澡、按摩、休息或針灸獲得舒緩。記住，當你開始練習新技巧時，要再多花點時間學習，這些痠痛很快就會消失。

### 「感覺很奇怪」

剛開始使用這些新姿勢和動作時，你可能會覺得很奇怪，有些人形容「奇怪但很舒適」，當怪異感消退後，許多人反而認為新姿勢感覺才是對的，原來的姿勢和動作不再有舒適感，這兩種感覺都沒錯，新體態是回歸到人體最原始、最自然的方式，原來的姿勢對我們來說是慣性的姿勢，因為那畢竟是我們從自己的文化中學習得來的壞習慣。

### 「還是會痛」

如果你只是瀏覽課程卻沒有記在心上，這些技巧是不會產生任何功效的，你必需要在每日生活和活動中運用這些技巧；如果只是「看完」這些課程卻沒有實際練習使用，那麼造成背痛的壞習慣很快又會溜回你身上。

### 「我的衣服不合身了」

如果沒有說明這套方法唯一的缺點，似乎有失公允。一段時間後，你的體態可能會出現較大幅度的改變，原本合身的衣服可能變得不合身，那是因為目前的時尚潮流所致，現在的衣物剪裁是適應今日人體的一般體態，包括如圓肩、臀部縮攏等，你的新體態可能會讓你修改或更換較合身的衣物，然而拿健康與外表改善相比的話，這個代價似乎很值得。

### 故態復萌

學習新事物時，確實會出現故態復萌的現象，學習新體姿則更容易出現，因為你身邊都是不好的體姿。人類的天性就是會學習與模仿看到的姿勢和動作，許多人發現，完成本書的課程後，最好每個月再重新複習一次。以下有幾點建議：

- 複習那些你覺得讓你改變最多的課程，或是那些讓你學最久的課程。
- 去博物館參觀，觀察和評斷藝術家如何描繪人體姿態。
- 參訪那些保留傳統完美體姿的文化。
- 選擇做一些能夠強化你所學到的技術的活動，例如向學有專長的老師學習瑜伽和舞

蹈課，或是做有專業教練帶領的運動（平日的姿態和動作不能代替運動，我建議你找自己喜歡的運動，將它融入本書學到的原則）。

☑ 與其他人討論。（可到 www.egwellness. com 網站）

住在舊金山灣區或願意來訪者，可以到帕羅奧圖的「艾絲特·高克蕾健康中心」參加複習課程，若需更多資訊，請聯絡 650-324-3244（編注：此為美國電話號碼）或 info@egwellness.com.

---

高克蕾真的很擅於說服，她的用字遣詞和手勢都非常精妙，光是她提供的圖片、說話的字句、對肌骨系統的直接建議，都讓我覺得自己的體姿可以馬上調整回最原始自然的姿態。

芭芭·拉藍，家庭主婦
加州帕羅奧圖

---

每當專注寫書時，我就會重複出現壓力症候群，手及前臂幾乎無法使用（因為有截稿壓力），劇烈的灼熱及麻木感，讓我最後總是只能用兩根食指完成一本書。我看過很多醫生、做過物理治療、配戴腕部護具、訂製更符合人體工學的書桌、規律地離開電腦休息片刻等，但全都不管用，直到我學習新體姿後的幾星期，再配合針灸與按摩，我終於可以完全使用雙手及前臂了。

格蕾琴·戴利，生物科技教授
加州史丹佛大學

---

我的疼痛困擾我 5 年了，這 5 年間沒有人能解決我的問題，直到我遇到艾絲特·高克蕾，她的方法既特別又徹底。

派蒂·蘇普拉瑪，律師／跑者
（三次參賽奧運，1992 年 1500 公尺及
500 公尺世界紀錄保持人）
加州門羅帕克

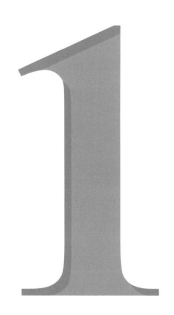

# 1

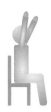

# 坐姿伸展

## 拉長脊背坐

這位布吉納法索的婦女帶著小孩在村裡洗衣，我被她展現的力與美給迷住。她替小孩伸展背部的方式和本課要教的內容雷同。小孩正處於快速成長階段，這種定期的背部肌肉伸展對成長相當有幫助。

注意看，母親的肩膀位置很正確，位在軀幹的相對後方，脖子線條修長且沒有顯著曲線，下巴角度向下。她把小孩抱在身體中間接近脊椎的位置，用前臂而不是手來支撐小孩的重量。

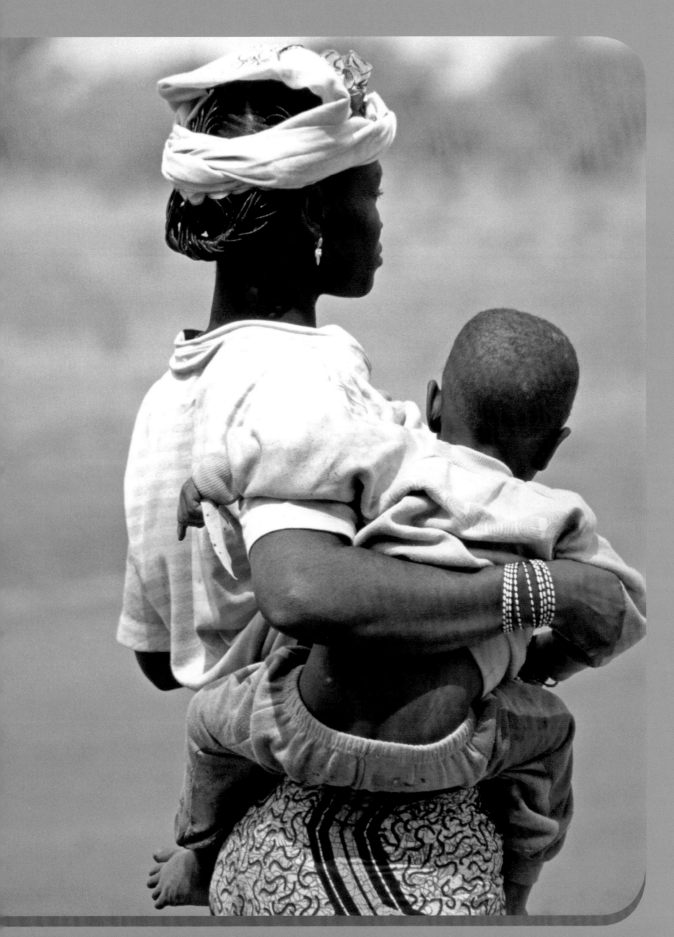

本課將指導你坐著時，如何以溫和方式牽引
背部回歸正確姿態，我把這種技巧命名為
「坐姿伸展法」，方法簡單易學且非常有效，
不只能讓你坐得舒適，還能減輕或甚至治癒
多年因為駝背（圖 1-1）或凹背（圖 1-2）造
成的傷害。

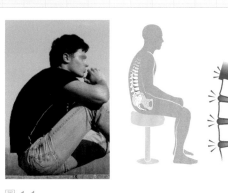

圖 1-1
駝背會壓迫椎間盤，造成退化及其他相關問題。

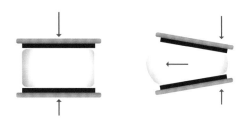

駝背造成的後果就像在棉花糖夾心餅乾
（Smores）的一邊施壓。

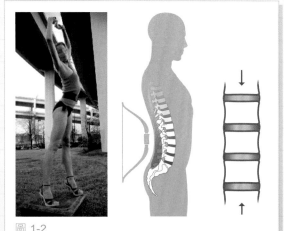

圖 1-2
凹背會使脊椎過度彎曲，壓迫椎間盤、影響脊椎
周圍循環，讓身體好像一只繃緊的弓。

當你以伸展法坐著時，可以靠著椅背拉長
脊椎，這動作能馬上為椎間盤減壓（圖
1-3）、預防傷害、進一步治癒脊椎病痛、背
部的長型肌肉可以獲得重要並持續的延伸，
能幫助肌肉調整到較健康、較正常的基本長
度，大約 1 個月後，你也許可以長高 1/4 到
1 英吋，端視之前脊椎過度彎曲或壓迫程度，
脊椎拉長後，對健康也有幫助，例如可促進
循環、改善脊椎周邊神經功能。

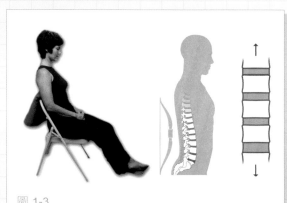

圖 1-3
伸展坐法可以拉長背部的長型肌肉，讓背部像把
放鬆的弓；伸展坐法還可以幫助椎間盤放鬆，讓
椎間盤更健康，預防傷害。

伸展坐法有個動作是「肩膀旋轉」，幫助肩
膀調整到最自然的原始基準位置，對促進手
臂血液循環很有助益，能加速修復受損組
織、預防傷害，若患有腕隧道症候群或重複
性肌肉拉傷（勞損性傷害），學習如何把肩
膀放對位置就很重要。駝背會造成肩膀拱
起，打字、演奏樂器、操作遊戲機、各類球
拍運動等需要用到手臂的動作，肩膀拱起會
使手臂出現問題（圖 1-4），因為這類動作
都需要血液，受壓迫的肩膀結構會降低血液
輸送的功能。**肩膀回歸正位能讓你長時間工
作或運動而不受傷**（圖 1-5）。

伸展坐法還會讓你學習如何拉長、調校脖子
定位，不只脖子會感到比較舒服，連頸椎分

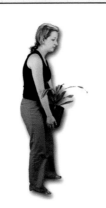  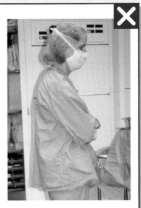

圖 1-4
拱肩會造成手臂血液循環不良，常做這種動作的人很容易因此受傷。

壓迫頸部會造成頸椎間盤及神經受損。

作，事實上確實如此。生活在傳統文化中的人不需要用這種方法，因為他們的脊椎早就拉到該有的長度，椎間盤及神經健康早就獲得優化（見 53 頁，圖 1-8）。請注意，伸展坐法和其他常見的背部伸展法有非常大的不同：

✔ 伸展坐法能同時幫助肌肉及椎間盤，許多傳統伸展法在伸展肌肉時，反而壓迫到椎間盤。（圖 1-6）
✔ 伸展坐法不會佔用你的時間，而且還能提供長達數小時的治療效果，而做傳統伸展法則需要時間，一天也實在做不到幾分鐘。
✔ 伸展坐法帶來的好處比傳統伸展法明顯多了。

為何伸展坐法是第一個必需學習的技巧？其中有很多原因，首先，它很安全（如果你的背部和頸部肌肉很容易痙攣，請記得拉長脊椎時要溫和地慢慢來）；第二，它很簡單，而且可以保護脊椎免於受傷，同時為接下來的課程暖身；最後，它能立即看到效果，特別是在脊椎已受壓迫的情況下，更容易看見效果。

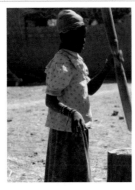 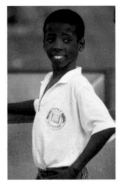

圖 1-5
肩膀位置正確有助於手臂血液循環，保護手臂免於傷害。

脖子姿態正確讓頸椎間盤及神經能保持健康。

支向外的神經也會運作的更好，例如，如果你曾經感到手臂麻木或刺痛，這會是幫助你復原的好方法，因為散布到手臂的每條神經都來自頸部，**重建健康的頸部有助減緩手臂的神經痛**。

本課也將學到足部的正確基本姿態（第 6 課會學到更多腳型與體姿的關係，本課目標只是讓你先熟悉新的足部姿勢）。

一開始，伸展坐法可能會讓你覺得有點做

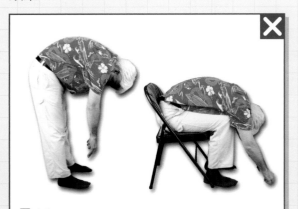

圖 1-6
這是常見的背部伸展肌肉方式，對椎間盤及脊椎韌帶是很大的傷害。

## 坐姿伸展的優點

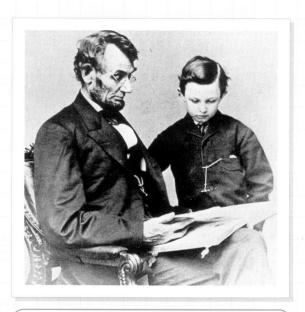

- 重置背部長型肌肉的原始基準長度，減緩肌肉疼痛。
- 緩解椎間盤壓迫，預防椎間盤損傷，減輕椎間盤疼痛。
- 減少脊椎神經壓迫，促進正常神經功能，減輕神經疼痛。
- 改善脊椎及手臂間的血液循環，讓組織更健康、修復速度更快。
- 減輕脊椎結構的壓力。
- 為每日彎曲動作時的脊椎設下更大更安全的防護（圖1-7）。

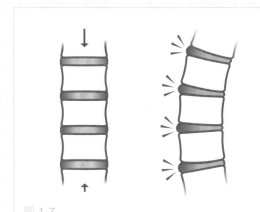

圖 1-7
脊椎彎曲時，受壓迫的脊椎很容易受傷。

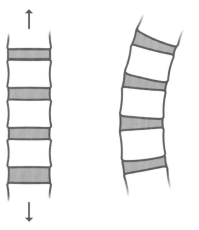

未受壓迫的脊椎在受到適度脊椎彎曲時仍可維持健康。

> 每日的生活和旅行時，所感受到的舒適感，每每讓我驚艷。
>
> 蕾貝・嘉巴克，嘉信理財公司技術總監
> 加州舊金山

> 多年來，我「容忍」腰背部不定期發作的疼痛，運動幫助我獲得短暫的緩解，但長時間坐辦公室總讓腰痛再次上身，一個背部問題比我還嚴重的同事建議我去見高克蕾，同事對高克蕾的讚美雖然有點激勵我，但我還是沒有立即前往，因為我覺得可以靠自己克服這個問題，而且我從不認為自己「體姿不佳」，現在我終於了解，大多數人（在我們的社會）都有某種程度的體姿不佳。上課的第一天我就感受身體狀況的進步，如今，我幾乎很少背痛，整個人都感到更健康、更有活力，我很樂意見證高克蕾帶給我的正面影響。
>
> 約翰・漢彌頓
> 美國地質探勘局地質學家／音樂家
> 加州門羅帕克

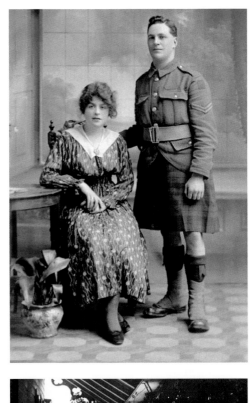

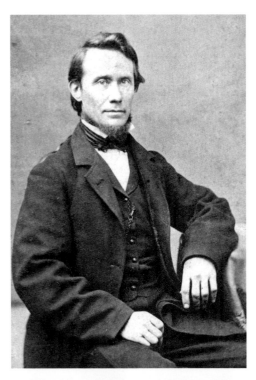

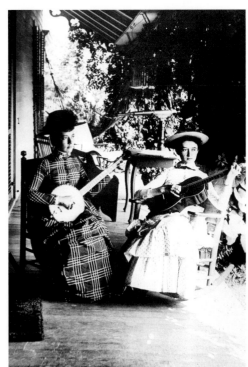

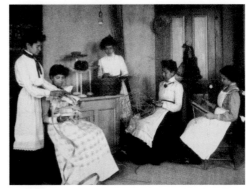

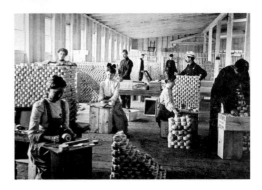

圖 1-8

早期的人們坐著時，都能保持背部肌肉的健康基準長度（美國）。

## 需要的設備

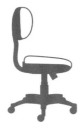

你需要一張合適的椅子，例如秘書椅或軟墊折疊椅。理想的椅子要具備以下條件：

✔ 穩固的座位。

✔ 有低且直的靠背，如果它是可調式，要把它固定住。

✔ 椅背露空的位置，最好正是你背部的中段，這樣可以「鉤住」脊椎。

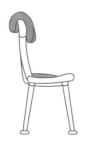

如果椅背沒有露出的空間，你可以自行加工，摺條毛巾或法蘭絨被巾，放在肩胛骨下方，摺疊時的注意事項：

✔ 提供空間好「鉤住」你的背部中段。

✔ 為臀部提供一個空間，讓臀部就坐姿時能位在整個身體最後方。

✔ 提供自己足夠的空間做肩膀旋轉。

參考我的網站，有我自己設計開發的背靠，適用任何座椅。

---

**①** **STEP** 坐下，臀部放在椅墊最後方

請注意，如果椅子的坐墊和椅背有段距離，不要把臀部放得太後方，如果臀部太後面，背部可能會在接下來的步驟產生偏斜。

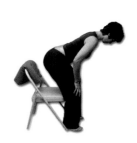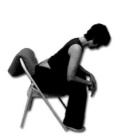

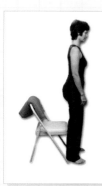

**②** **STEP**

雙腳打開與臀部同寬，平放在地並放鬆雙腳

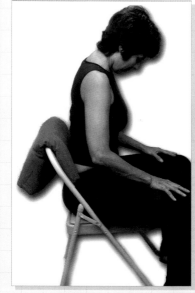

**③** **STEP** 拉長脊椎

從腰部處稍微俯彎並前傾來拉長背部，這個做法可以減少你可能會有的搖晃，也可防止下一步產生偏斜。

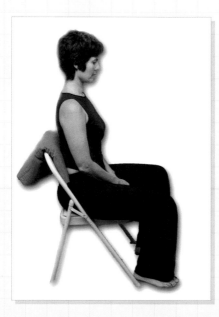

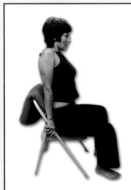

 **STEP**

# 進一步拉長脊椎

臀部留在椅子上，兩手握住椅子雙邊（扶手、椅背或坐墊），用雙臂力量上推，放鬆身體軀幹肌肉，讓肋骨盡量與骨盆分開。

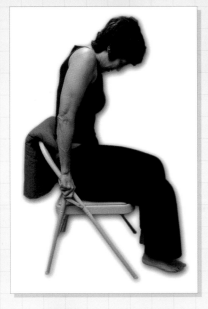

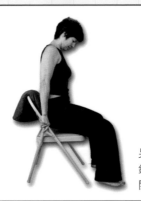

常見錯誤之一是把背部向後拱，這麼做不只不會拉長脊椎，反而會使脊椎變短。

另一個常見的錯誤是臀部離開椅子。

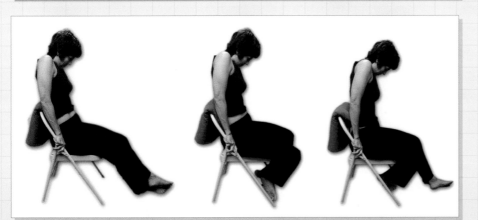

做這個步驟時，要確認雙腳肌肉是放鬆的，如果你發現腳部肌肉呈現緊張狀態，可以把雙腳往前伸展，或把雙腳收在椅子下，或其他能讓雙腳放鬆的姿勢。

## 肋骨向前移動可以拉長下背部

壓迫　　　　理想

### 每日伸展脊椎的範例

這些照片展示了大家都熟悉的方法：抱小孩，幫助拉長小孩的脊椎。

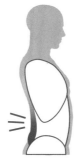

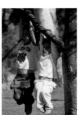 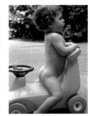

許多常見的孩童活動都有助於拉長脊椎。

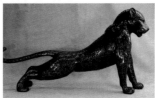

©Donald Greig

我們常會看到動物做伸展脊椎的動作。

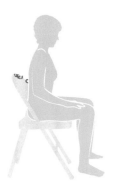

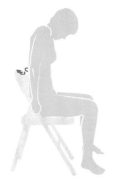

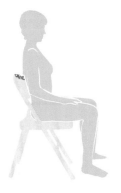

這可以幫助你想像自己坐姿的動作,椅背有個掛勾,你把自己的背部掛在椅子上,就和圖畫掛在牆壁掛勾上一樣。

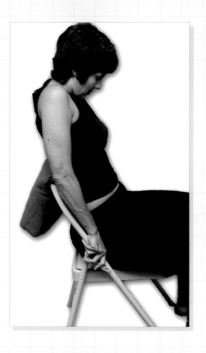

# STEP 5

## 把背部中段靠在椅背或靠墊

繼續用手臂力量拉長脊椎,把你的背「掛」在椅背上,想像背部中段有個掛勾,掛在椅背上,越高越好,最好比平常還要高大約 1 英吋(約 **2.54** 公分)左右。

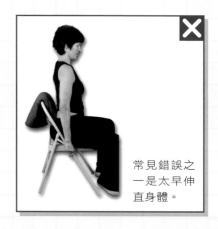

常見錯誤之一是太早伸直身體。

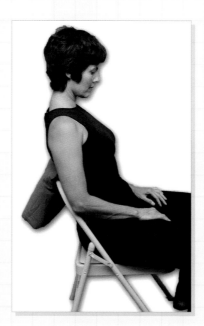

# STEP 6 放鬆手臂

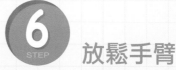

放鬆手臂時,感覺全身重量都放在椅子上。

**STEP 7　拉直上背**

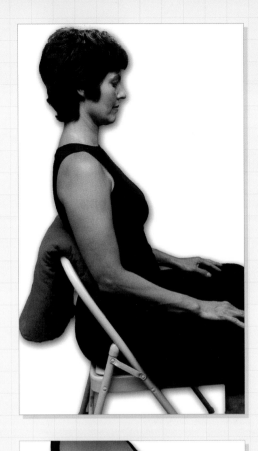

現在下背部（腰）已經伸展過，記得不要又把背部拱向椅背，或是用力貼住椅背，這些動作都會讓你不舒服。

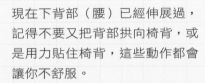

如果下背部（腰）有拉展開的感覺，那你就做對了，雖然一開始會覺得怪怪的；如果你不確定是否正確伸展了自己的下背部，把手放在背部和椅子的那個接觸點，你應該會摸到一塊突起的肉，因為椅子伸展了你的皮膚，幫助原本擠壓的脊椎放鬆開來。

如果覺得不舒服，試著後退一點，這樣拉長脊椎的動作會比較溫和。重點是在拉長脊椎，不在於一夕間把脊椎拉長到理想長度。拉長脊椎的過程要溫和。

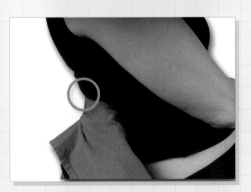

## 傳統的抱寶寶姿勢有助拉長脊椎

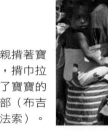

母親揹著寶寶，揹巾拉長了寶寶的背部（布吉納法索）。

小女生用非洲傳統方法揹寶寶（美國）。

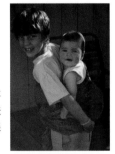

女孩把寶寶抱在臀側，以前臂力量拉長寶寶的背（布吉納法索）。

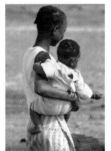

婦女這樣抱寶寶，能溫和地幫助寶寶伸展脊椎（巴西）。

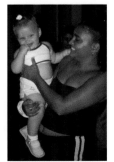

## 肩膀旋轉的方式

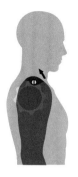

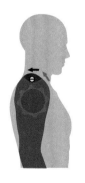

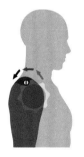

做「肩膀旋轉」時可以想像：肩膀軟組織彷彿掛在齒輪上，除非胸肌很緊繃，不然當你保持這個姿勢時，應該不會造成任何肌肉緊張（參見附錄1：如何伸展緊繃的胸肌）。

# 8 兩邊肩膀分別做肩膀旋轉
STEP

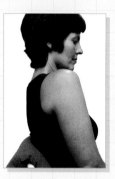

弓起一邊肩膀畫圓轉動。

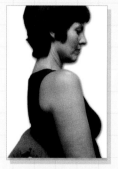

往耳朵方向抬起肩膀。

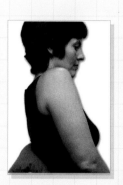

剛開始學習書中動作時，像是肩膀旋轉，可能一開始會覺得誇張和怪異，也許覺得在公眾場合做這個動作很不自在，但只要多練習、熟悉動作微妙處，就能輕鬆把動作融入日常生活，不管是公司開會、餐廳吃飯或是在家中沙發，都可以輕鬆做到。

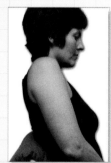

在自己舒適範圍程度內，盡可能的把肩膀向後旋轉。

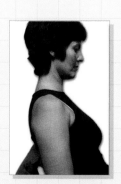

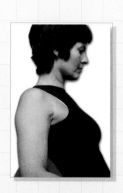

輕輕地把肩胛骨沿脊椎滑下。

常見的錯誤是把動作做得太誇張、太突兀，或是手臂動作幅度太大超過肩胛骨。

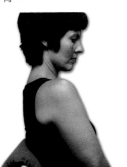 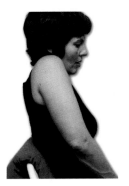 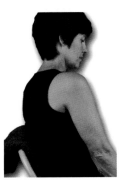

肩膀推得太前面　　　　　肩膀提得太高　　　　　手臂動作幅度太大

做過肩膀旋轉後，也許會發現伸手可及的長度似乎變短，因為肩膀已經回到較後方的位置，這同時也是健康的基本位置，雖然在日常生活的習慣動作中，可能會讓你感到不便而想要妥協或放棄這部分，然而最好的解決方式，就是「拉近距離」，例如，當你在打電腦時，可以把鍵盤移得更靠近自己；開車時，把座椅稍微往方向盤拉近些（當然還是要和安全氣囊間留點安全距離）。

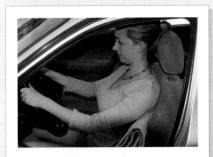

開車時肩膀要擺對位置。

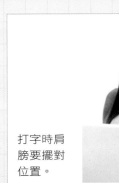

打字時肩膀要擺對位置。

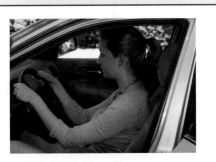

開車時肩膀擺得太前面。

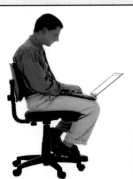

打字時肩膀擺得太前面。

## 正確的肩膀姿態範例

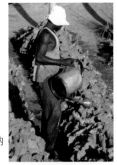

農夫
（布吉納法索）

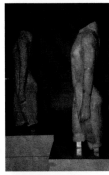

雕像（早期希臘）

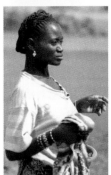

年輕母親
（布吉納法索）

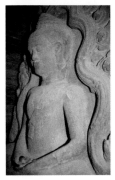

佛像
（泰國）

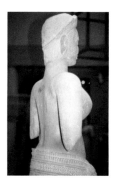

菩薩雕像（柬埔寨）

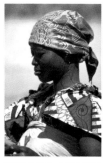

年輕母親（布吉納
法索）

### 頭部向前以拉長
頸部

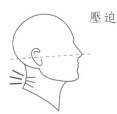

壓迫

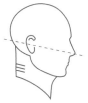

理想

# ⑨ 拉長頸背部
STEP

雖然已經拉長背部，但頸部可能還是處於受壓迫狀態，有許多方法可以拉長頸部；如果你的頸部容易受傷，可採用方法 A，或選擇慢慢地、溫和地做方法 B；如果你希望快速見效，可以偶爾配合方法 E。請選擇一個你覺得做起來最舒服的方法。我們的目標是要讓頸部回到最自然原始的位置，讓下顎不知不覺滑回後方並向上提、下巴的角度則是向下。

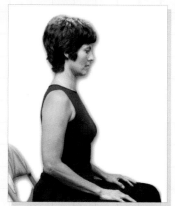

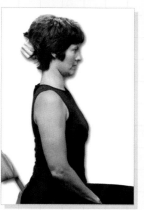

方法 A。想像頭內有顆氣球，有意識地釋放頸部肌肉的緊張壓力，如此才能讓氣球不斷向上飄。

方法 B。從後腦勺捉一撮頭髮，輕輕地往後及往上拉。

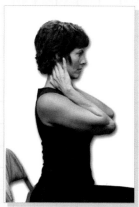

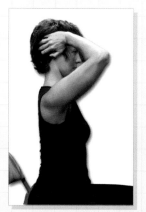

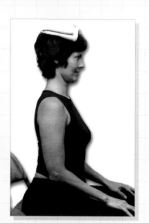

方法 C。手指放在頭骨後方兩側下凹處（枕骨溝），把頭以離開身體方式向上推提。

方法 D。用雙掌抓握住頭骨，放低肩膀，輕輕地向上推。

方法 E。放（或想像）一個輕物件在頭頂，頭向上頂支撐它。

如果頸部比較僵硬,那麼頭部和頸部還是可能會往前伸長,
請參閱附錄 1 的方法,可以幫助伸展脖子的僵硬肌肉。

請避免出現以下幾個常見錯誤:　✖

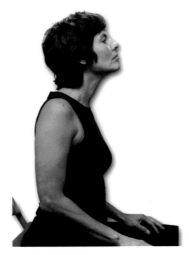

要伸展脖子的後方,而不是脖子
的前方。

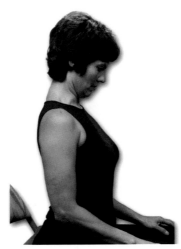

伸展脖子後方時,不要把下巴縮
進脖子內。

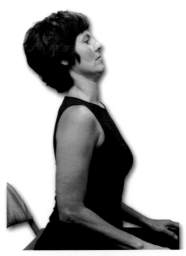

不要為了想拉長頸部而把頭向
後傾。

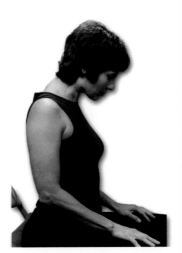

伸展脖子後方,不要把頭向前
拉,也不要刻意把下巴朝下。

### 世界各地的健康頸部姿態

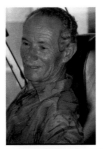

巴士上的男士(巴西)

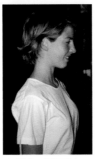

大學生(美國)

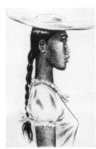

女孩素描畫(大溪地)

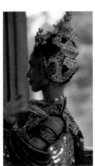

舞者(泰國)

## 世界各地的健康足部形狀

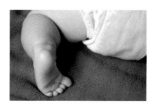

6 個月大幼兒的足部是明顯的腎形（美國）。

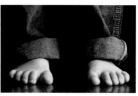

幼童擁有漂亮健康的趾間距（美國）。

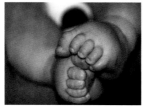

嬰兒足部會有明顯的橫向足弓（美國）。

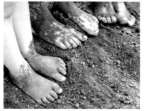

幼童赤腳走在土地上，雙足會變得強壯（印度）。

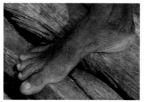

勞動者肌肉堅實且健康的足部（印度）。

### 10 STEP 當繼續做伸展坐法時，一面把腳趾和蹠骨（前腳掌底）固定在地板上，一面把腳後跟提高

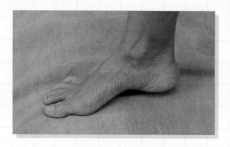

抬高腳跟，抬起的高度只要足夠讓腳跟不接觸到地板即可。

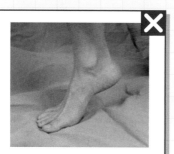

常見錯誤是把腳跟抬的太高，這樣會使足部肌肉緊繃，讓下個步驟變得難做。

### 11 STEP 在把腳穩穩地放在地板前，以腳後跟為中心，向內旋轉彎曲

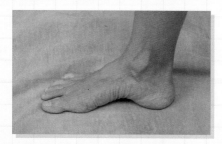

目標是創造一個「腎形」的足弓。

### 12 STEP 另一腳重複以上的動作

注意，膝蓋和腳趾要朝向同一個方向。

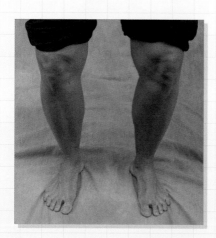

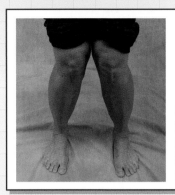

常見錯誤是一同旋轉雙腳和膝蓋，這種動作會造成雙腿、骨盆和脊椎錯位。

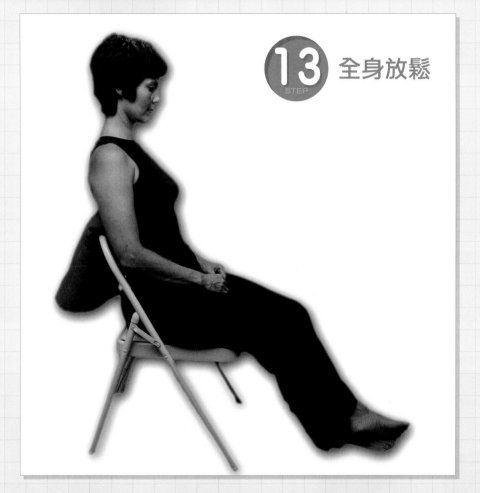

# 13 STEP 全身放鬆

讓椅子承接所有活動，試著找出身體其他緊繃部位，將壓力釋放出來，你的腳想怎麼放就怎麼放。

過一陣子後，如果發現自己又回到舊的坐姿，就必須重新再設定一次，只要重複這堂課的步驟就可以。

## 拉長脊椎的坐姿

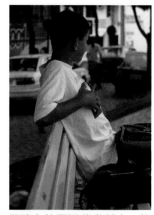

男孩在校園裡稍微斜坐，拉長了脊椎（巴西）。

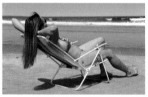

斜坐在海灘躺椅的女子拉長她的頸椎（美國）。

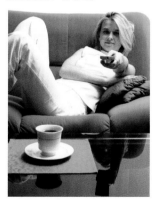

斜躺在沙發上的女士利用抱枕支撐脊椎（美國）。

伸展坐法並沒有硬性規定你一定要坐得直挺挺的，只要在拉長脊椎後尊重它的自然原始曲線，不管坐直或斜躺，你都能感覺舒適，同時保護身體。

## 這些狀況改善了

只要多練習，很快就可以輕鬆學會伸展坐法，雖然一開始會覺得不太習慣，但之後反而會感到相當舒適，最後背部會伸展拉長、身高變高，就算是不刻意去採用此法，你的身體也會比以前舒服。

一段時間後，背部長肌肉獲得伸展拉長，血液循環因此改善（當然受損後的痊癒速度也會加快），同時幫助椎間盤及神經減壓，身體會更加舒適、功能更加提昇。**大部分的神經都起源自脊柱，調校此區使它正常化，自然能改善全身健康狀況。**

接著你可能會注意到自己的呼吸模式改變了，想追蹤此部分的話，從現在就開始注意呼吸時會帶動身體的哪個部分：將一隻手放在胸腔，另一隻手放在腹腔，來感受這兩部分的律動（圖1-9）。當脊椎拉長、肩膀打開後，胸腔律動會增加，而腹腔律動會降低，雖然使力時用腹部呼吸很正常，但在休息時用胸腔呼吸可以增加肺活量、支撐胸廓的正常結構。

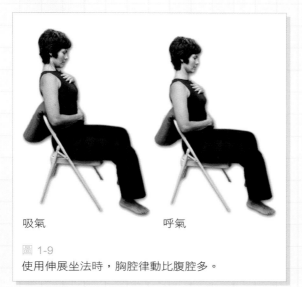

吸氣　　　　　　　呼氣

圖 1-9
使用伸展坐法時，胸腔律動比腹腔多。

## 遇到這些問題時⋯

**伸展過度**

如果覺得很難，那可能是伸展過度，可以稍微離開椅背來消除緊繃，同時把上背部由椅背往下滑一點點（圖1-10）。

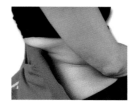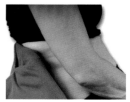

圖 1-10
如果伸展過度讓你不舒服（而且背部肌肉突起太大塊），此時可以後退點。

**無法伸展脊椎**

如果依照本課方法一步步操作，卻仍無法感受到脊椎的伸展，摸摸背部與椅子的接觸點，看看有沒有多一塊肉，如果有，表示你已經確實做到伸展坐法，只是還沒有感覺到效果，過些時間應該就能感受到。

若是手臂較虛弱無力或受傷，可能沒辦法擔負拉長軀幹的工作，這時可以把雙手伸到背後中段處，先把該處皮膚往上推地伸展，再把自己「掛」在椅背上（圖1-11）。如果椅子夠穩固，可以用雙腿力量把背部再往上推一點去靠在椅子靠背（圖1-12）。

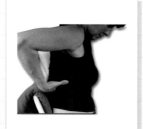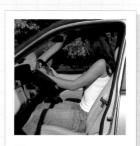

圖 1-11
對伸展坐法而言，將背部肌膚往上推也能有效幫助背部拉長。

圖 1-12
坐在汽車座椅或其他穩固座椅時，可以靠雙腿來做伸展坐法。

以上方式都做過後還是無法伸長脊椎的話，也許是因為**無法充分放鬆腹部及背部肌肉，以至於無法讓上半身及下半身再分開一點**。試著在伸展背部時，更刻意的放鬆軀幹肌肉（除了必須稍微向前傾的部分外），而且要很慢很慢的做。如果感覺肌肉異常緊繃，或許可以試試額外多做些輔助運動，例如瑜伽、按摩、針灸或其他伸展運動。

## 接觸點的不適

如果背部那個和椅子接觸的點有些痠痛，可能是該處發炎，此時要調高或調低輔助靠墊的位置，避開那個點，如果之後情況沒有改善，那麼直到這課的動作越來越熟悉和舒適為止，再進行下一課；可考慮用按摩或針灸來改善發炎。

## 不合適的椅子

有些椅子很難調整，可以試試各種不同的椅子及背靠組合，直到找到一個最舒適的姿勢；另一個可適用於各種椅子的選擇，就是我為伸展坐法特別設計的背靠。（圖 1-13）

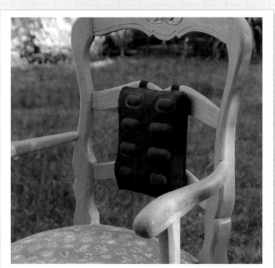

圖 1-13

「伸展背靠™」幾乎可以讓所有的椅子變成合適的，若有興趣請上 www.egwellness.com

## 補充你的常識

### 重新校位你的肩膀

許多知道自己體姿不正的人，也都知道自己有肩膀前傾的問題。不幸的是，他們知道的體姿修正法不是沒效率，就是反而會造成傷害。

常見的矯正肩膀前傾是直接把肩膀後拉（圖 1-14）。當人們意識到自己肩膀前傾、想起要把它往後拉時，通常這個後拉動作只會維持 10 秒鐘，然後又會再不知不覺中恢復前傾的肩膀。將肩膀後拉的動作是個可以收縮「菱形肌」的好運動，但卻不是改正姿勢的好方法，因為我們實在沒辦法維持這個姿勢太久，如果這個姿勢做太久，反而會因過度使用菱形肌而造成該處發炎。

為了改正前傾的肩膀，另一個常見且更糟糕的姿勢，就是把下背部（腰部）往前傾（圖 1-15），這個動作會同時造成兩個問題：原來的肩膀前傾現象沒有改善、以及腰背受到壓迫。這種過於誇張的曲度常被誤認為是好體態，因為此時的上半身是直挺的。

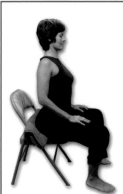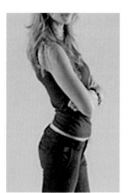

圖 1-14

為矯正肩膀前傾而把肩膀直接往後拉，既沒效也不合適。

圖 1-15

將腰背部往前弓，試圖以此解決肩膀前傾問題，會讓原來的 1 個問題變成 2 個。

肩膀旋轉是改善肩膀前傾的最好方法，肩膀旋轉可以調整胸肌以下的構造，也就是「臂神經叢」，它是神經及血管通往手臂的主要通道，肩膀前傾會壓縮這個位置、影響手臂血液的輸送供應和神經功能，產生的症狀雙手冰冷、皮膚乾燥、手臂疼痛、功能障礙等。

與其他動作相比較，肩膀旋轉易學易做，如果胸肌緊繃，做肩膀旋轉動作就要慢慢地做，否則會造成肌肉過度伸展，可能壓迫其下的血管和神經，附錄 1 提供的相關運動將幫助你更快調正肩膀位置。

## 腰枕的評鑑

為解決椅子或座位的不舒適，很多人習慣用腰枕來解決，然而多數腰枕其實只是更強化了腰彎曲（圖 1-16a）；由於對理想脊椎曲線的認知錯誤，以至於誤導這類靠枕的設計，就算將這種靠枕放在腰椎上，對脊椎的伸展也毫無幫助，因為它們的堅實度及材質都不是設計來讓脊椎「掛」在上頭的。

我設計的「伸展靠墊™」能有效的「掛」住脊椎，適用於各種高度的椅子（圖 1-16b），椅背搖身一變，成為協助拉長腰椎的工具，讓坐姿變得既舒適又健康。

## 車裡怎麼坐？

如果本書沒有介紹坐車的姿勢，就顯得內容不夠完整，畢竟我們每星期都有好幾個小時是在坐車。坐車時保持好的坐姿也很重要，或許你還記得以前那些舒適快活的「坐車趣」好時光，然而隨著年紀增長，就算是車程短暫，很多人的身體會出現不舒服甚至疼痛，如果能保持好坐姿，不管坐車到哪，都不會再感到疼痛或僵硬。

開車時保持伸展坐法特別重要，可以利用本課介紹的方法在車裡拉長脊椎，這麼做能替脊椎創造緩衝空間，減緩車子帶來的振動；開車壓力產生的肌肉緊繃會造成脊椎受更多壓迫，本課坐法也可抵消此種情況。

多數車座椅的設計都不好，包括那些多段可調式座椅也是如此，因為汽車座椅是根據現今多數人的姿勢而設計，不幸的是，這同時延續了不健康的體姿。現今的車座椅，不論是垂直或水平部分都太凹了，這些座椅讓駕駛人的肩膀推得太前面，因而造成駝背（圖 1-17），沒有提供空間讓胸椎「掛」在椅背上，更別說做肩膀旋轉了，所幸還能藉由放靠墊在肩胛骨下方和背部中段來改善這個問題。

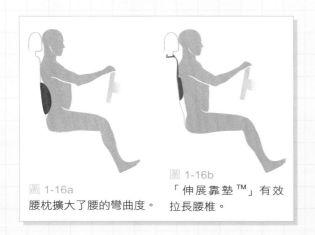

圖 1-16a
腰枕擴大了腰的彎曲度。

圖 1-16b
「伸展靠墊™」有效拉長腰椎。

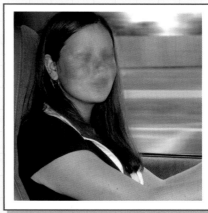

圖 1-17
大多數汽車座椅會造成肩膀前駝。

## 調整椅背

祕訣就是將一塊布摺成適合背部的形狀（圖1-18a），確切尺寸要依照汽車座椅大小調整，座椅曲線越大，布墊就要越厚。汽車座椅若是平滑的真皮座椅，就把布料垂直摺妥，其中一端塞在頭靠和椅背中間（圖1-18b），另一端呈條狀，自然下垂到背部中段和肩胛骨間的高度，注意讓你的頭還是能抵到頭靠；也可選用我設計的「伸展靠墊™」，它能繫在任何汽車座椅的頭靠上（圖1-18c）。

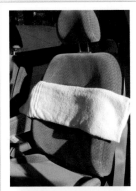

圖 1-18a
摺塊布就可以把汽車座椅調整到健康的坐姿。

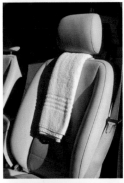

圖 1-18b
要把真皮座椅調整到健康坐姿需要多費些巧思。

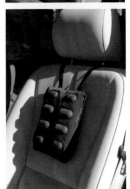

圖 1-18c
「伸展靠墊™」有繫帶能繫在頭靠處。

調整好汽車座椅後，要做的伸展坐法動作就和有靠背的普通椅子類似：

1. 坐上車座椅，將臀部往後移到與上半身相對應的位置。
2. 靠著椅背拉長背部，將背部牽引靠好後，比起用手臂提高軀幹，你會發現改以雙腳往上撐起軀幹更有幫助（圖1-12），因為車座椅是固定且穩定的。
3. 做肩膀旋轉時，上下移動肩膀。由於多了背靠，所以肩膀不會受到設計不良的汽車座椅形狀阻礙。
4. 調整身體和方向盤間的距離，你應該將自己往方向盤挪近，保持舒適、肩膀自然前伸不用力的姿態。注意：請務必遵守製造商的駕駛人指導手冊，與安全氣囊保持安全距離。
5. 想辦法伸長脖子，就像藉由靠墊把軀幹牽引回正確姿態一樣，也可把頸部靠在頭靠上，將頸部調回正確姿態。（圖1-19）

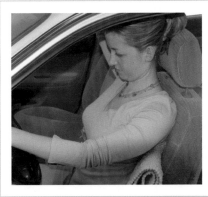

圖 1-19
抵著頭靠，溫和地調整頸部，藉此將頸部拉長。

## 檢視車內坐姿

可以用後視鏡的位置做為檢視坐姿高度的標準。首先，依照上述指示仔細調整坐姿後，接著，將後視鏡角度調整到能完全反射良好後方視野的位置，如此一來，不管何時開車，都可以使用這面已設定好角度的後視鏡做為量測坐姿的基準。不要調整後視鏡，而是要調整你自己！

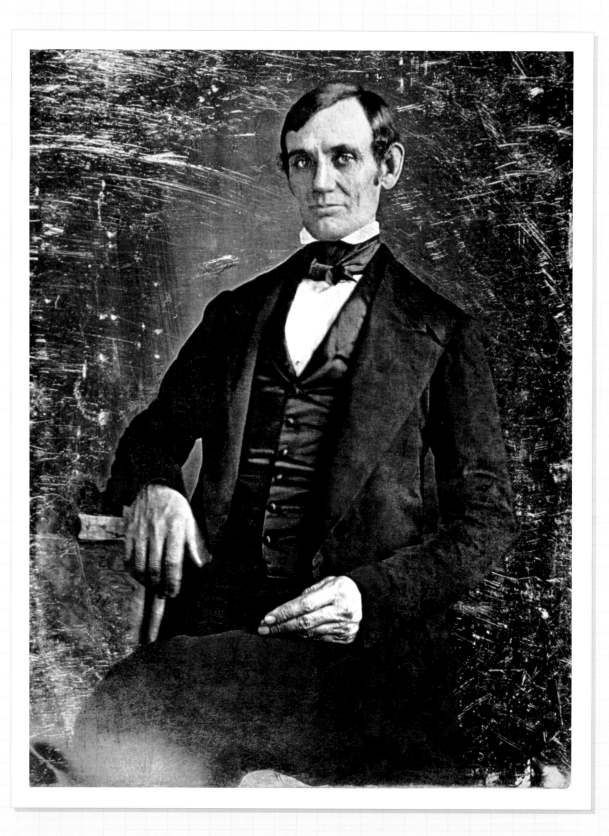

## 重點複習

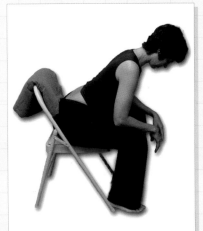

a. 坐上椅子，好好地把臀部放到椅子後方。

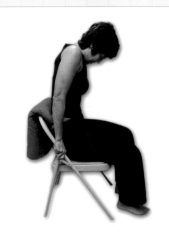

b. 伸展脊椎。

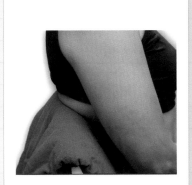

c. 背部中段貼靠在椅背上。

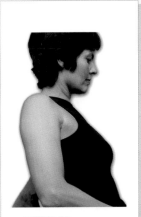

d. 肩膀旋轉。

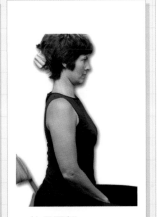

e. 拉長頸部。

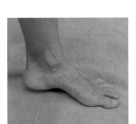

f. 調整足部，讓它出現腎形足弓。

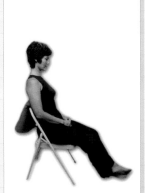

g. 全身放鬆。

# 2

 **躺姿伸展**

躺著時拉長背部

我最小的女兒睡得像嬰兒一樣香甜，注意看她的胸腔形如穹頂，上背部到頸部線條筆直，薦骨（背部最低處）角度微向後，拉出身體與床之間的間隙，頭部則依脊椎軸線轉向。

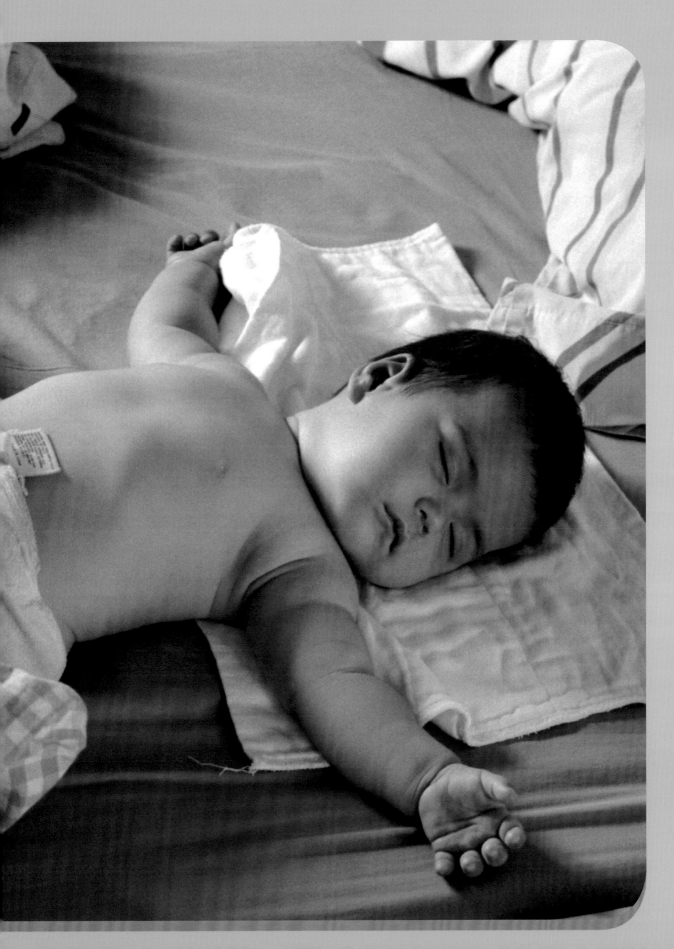

本課的伸展躺法將會指導如何在平躺時拉長脊椎（圖 2-1）。本課和第 1 課的坐姿比其他伸展療法還有效，每天可以獲得好幾個小時的效果，長達數小時的背部牽引不只有益健康，對優質的睡眠品質也有幫助。

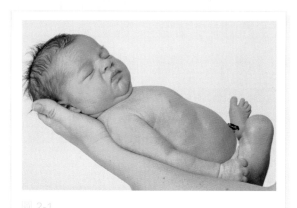

圖 2-1
伸展躺法讓你睡得舒適又健康。

良好的睡眠品質能幫助身體修復、重新開機，許多人睡覺時總是感到不適、煩躁不安，甚至疼痛；大多數人知道睡眠品質和情緒有關聯，但知道睡姿對身體健康也有影響的人可能並不多。

**睡姿不佳會威脅身體結構，此時身體會傳送信號到大腦，要求變換姿勢，睡覺時翻來覆去，其實就是身體想找到健康姿勢來放鬆肌肉。** 如果你沒有成功找到好姿勢，依舊維持不健康的睡姿，睡醒後可能全身痠痛，因為肌肉一整夜都沒有放鬆（圖 2-2）

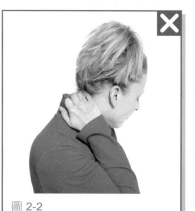

圖 2-2
睡眠姿勢不佳通常會造成痠痛。

如果躺下準備入睡時就姿態自然、全身放鬆，那麼夜裡就不會翻來覆去，甚至還會訝異自己竟能維持同一個姿勢那麼久，睡醒後你會因為充滿活力和舒適而驚喜不已。事實上，許多人在學會伸展躺法後，幾乎可以整晚保持同樣姿勢不變。當你能掌控這個技巧後，每晚入睡前只要花幾秒鐘，就能找到最理想的姿勢，然後享受更好的睡眠品質。

如果平時的睡姿不是平躺，也許會對本課產生質疑，但基於以下理由，我大力鼓吹學習伸展躺法：

- 學會使用伸展躺法後，入睡速度之快可能會令你訝異。
- 就算沒有睡著，也會因夜間的肌肉伸展而受益，就算之後改變睡姿，一樣有伸展效果。
- 培養多個舒適又健康的睡姿，有助於特殊情況的需求，例如：受傷時。
- 許多常見的運動都會用到平躺，伸展躺法可以讓你在做運動時更安全。
- 按摩或其他類似的活動都需要平躺，此時伸展躺法能再次發揮功效，幫助身體保持舒適健康，讓正在從事的活動更有效果。

嘗試新睡姿時，一開始或許會覺得做作、麻煩、沒有辦法促進睡眠，就算新睡姿感覺舒服，但入睡前要先搞個奇怪姿勢，確實需要紀律般的意志才做得到；請規定自己連續三、四晚採用新姿勢，如此一來，怪異感就會消失，正向的感覺則會取而代之。

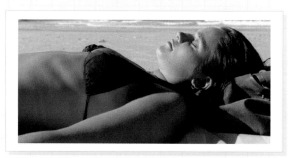

## 躺姿伸展的優點

- 提昇睡眠品質。
- 為椎間盤減壓。
- 為脊神經減壓。
- 促進脊椎周圍循環。
- 恢復背部肌肉的休息時間。
- 改善呼吸模式。

我發現我開始睡得更香，夜裡不再輾轉反側，每天早上醒來後，不再需要像過去一樣，用伸展操開始一天的活動，身體循環更好了，也很久沒有受傷，每個人都稱讚我「體態好漂亮」！

美林・佩奇，史丹佛大學學生
加州史丹佛

每當嚴重的疼痛發作時，為了對抗疼痛，我總是繃緊全身肌肉，沒有一個晚上是

舒適宜人的，沒有姿勢能緩解我的抽痛，睡醒時還是和昨晚一樣緊繃與疲累，每個人都注意到我左腳的跛足與拖行。遛狗對我來說更是折磨，想要忽略疼痛已經變得不可能，但一想到要動手術，我就怕得要死。

有個朋友建議我找艾絲特・高克蕾，她已經幫我朋友的老闆解決經常性疼痛，我承認，一開始我是抱持著懷疑，但是當第 1 堂課結束後，我在踏出教室時就覺得好很多，不過我還是認為這種紓解效果應該不會長久，沒想到 1 星期過去後，我幾乎不曾感到疼痛，於是我又去找高克蕾，完整的上完 6 堂課，當然了，學習總是充滿挑戰，然而我已經度過 4 週沒有疼痛的日子，學習過程不能說沒有困難，但非常值得，我認為自己根本是遇上奇蹟。

斯默基・查普曼，加州帕羅奧圖

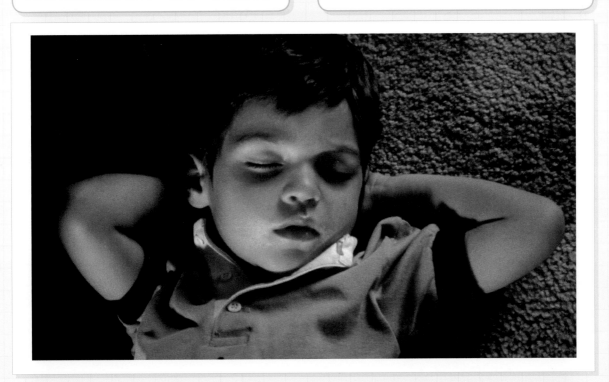

## 需要的設備

你需要以下的用品：

- ✓ 2 個枕頭，1 個枕在頭下，1 個放在膝蓋下（枕頭厚度的選擇請參考 81 頁，有更多資訊）。
- ✓ 1 張床。

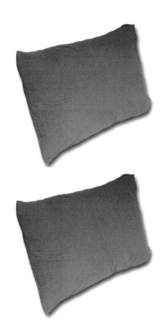

### 1 STEP 曲膝坐在床上，雙腳平貼在床面

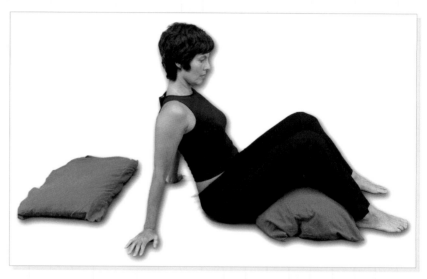

腳應該要跨過枕頭（不是放在枕頭上）。

### 2 STEP 用手肘力量放低上半身，讓身體與床面呈現約 30 度角的距離

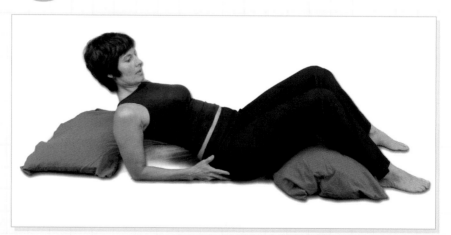

彎曲手臂，前臂緊貼床面，讓手肘與床呈現 90 度垂直。

# 3 STEP

## 慢慢躺低背部，同時伸展脊椎

手肘慢慢向下，協助拉長脊椎。往床上放下背部時，專心地將脊椎骨一塊一塊的放下，盡可能拉開每一塊椎骨間的距離。當手肘無法再施力撐住身體時，最後才把剩下部分躺好。將頭部和肩膀上半部放在枕頭上。

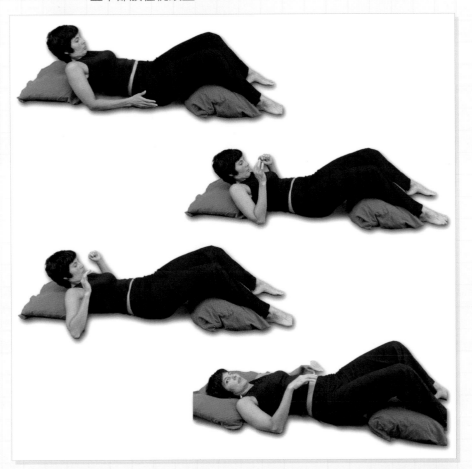

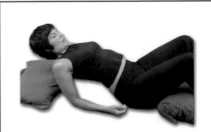 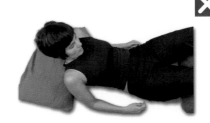

常見的錯誤是，拱起背部來拉長脊椎。拱起背部的動作只會縮短背部，請專心於盡量拉開每塊脊椎骨間的間隙。

另一個更常見的錯誤是過度縮攏骨盆，不過，既然已經使用伸展躺姿讓椎間盤減壓，這個姿勢看起來不會造成什麼傷害，但是如果你有不適感，可以參考改用第 10 步驟。

### 理想與受壓迫的平躺姿勢

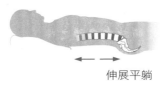

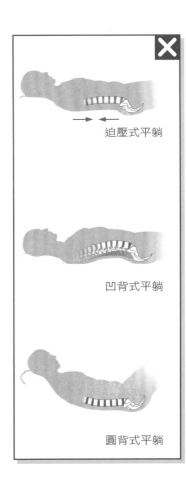

伸展平躺

迫壓式平躺

凹背式平躺

圓背式平躺

## 理想與受壓迫的肩頸位置

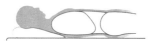

把枕頭放在肩膀之後，可以拉長腰背部。

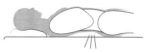

肩膀下若沒有枕頭會造成凹背。

拉長的頸部。

受壓迫的頸部。

## 健康頸部的姿勢範例

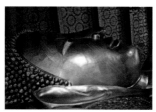

臥佛（泰國）

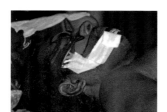

上妝的卡塔卡利舞者（印度）

---

### 4 STEP 調整枕頭位置

肩膀、頸部及頭部要稍微放在枕頭邊緣，拉長脊椎後，你可能需要調整枕頭的位置，不要太高或太低。

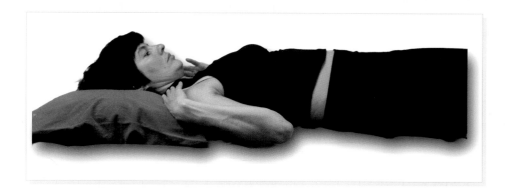

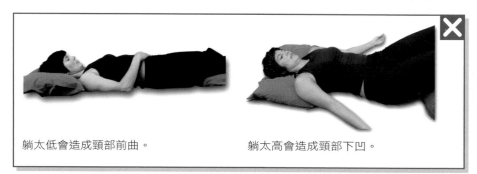

躺太低會造成頸部前曲。　　躺太高會造成頸部下凹。

### 5 STEP 慢慢拉長頸部

把頭從枕頭上抬起，雙手置於後腦勺引導頭部拉離身軀，同時慢慢重新躺上枕頭，做這個步驟時千萬注意要慢慢來。

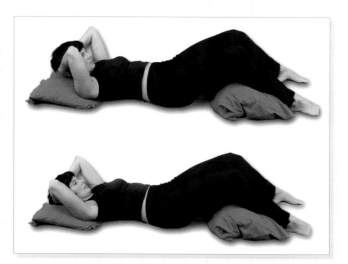

076

# 6 STEP 肩膀沿脊柱下滑

在稍早的步驟中，你是用手肘調整背部躺下的位置，因此手臂現在可能是朝耳朵方向上移的，由於躺在枕頭上已經無法完成整各肩膀旋轉的動作，所以此時只需要放下手臂，在胸腔旁盡量伸展即可。

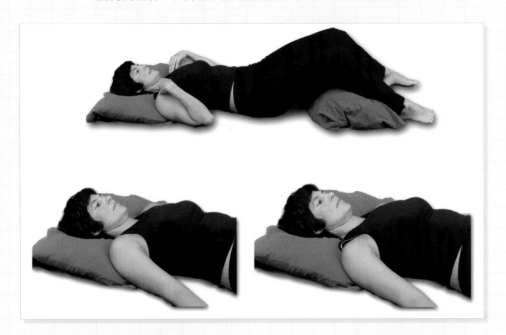

# 7 STEP 雙手隨意並舒適地 放置在身體兩側

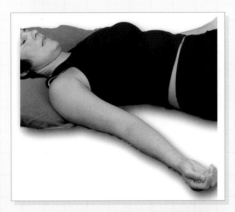

掌心向上能幫助手臂和肩膀擺放好。

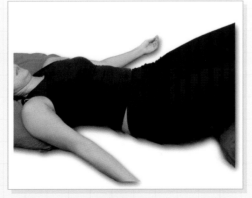

有些人認為手肘微彎，雙手放在腹部比較舒服；有些人則喜歡把手臂枕在頭下或頭上。

## 健康的手臂姿勢

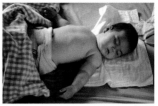

美國

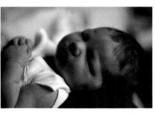

美國

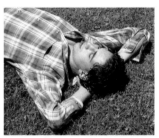

美國

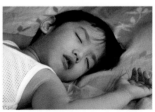

美國

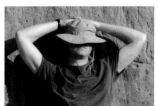

美國

## 校正腰大肌的緊繃

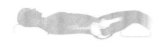

腰大肌起於腰椎前端，止於股骨頂端；在膝蓋下方放抱枕是為了補償緊繃的腰大肌。

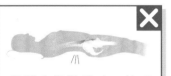

當腰大肌緊繃時，躺下又過度伸直雙腿的話，容易造成凹背。

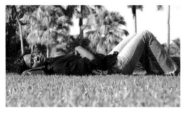

許多有腰大肌緊繃的人，會不自覺的弓膝，幫助腰背部獲得更好的校準（美國）。

伸展腰大肌的運動可參考附錄 1。

## ⑧ STEP 雙腿放在抱枕上放鬆並伸展

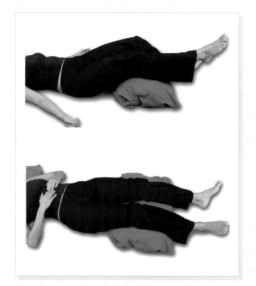

輕輕地從髖關節向外轉動雙腿和雙膝，在膝蓋下方的抱枕會支撐雙腿呈稍微彎曲的姿勢、放鬆腰背部壓力。

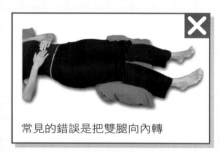

常見的錯誤是把雙腿向內轉

## ⑨ STEP 檢查腰背部和床之間的距離

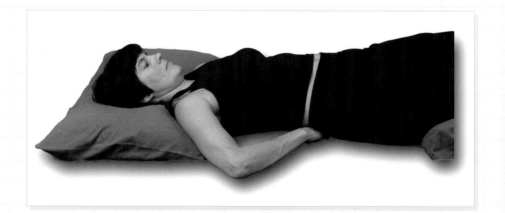

感受腰背部和床之間是否有接觸點。把手指穿過背和床之間的空隙，如果背和床之間沒有空隙，表示你的脊椎不是處於中間位置，很有可能你過度縮攏下壓臀部，下個步驟將會學習如何放鬆。

## 10 STEP 如果骨盆縮攏，要重複本課的步驟，在第 3 步驟時要用雙手穩固住骨盆

### 健康的斜靠姿勢

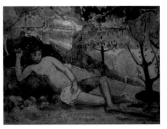

美國

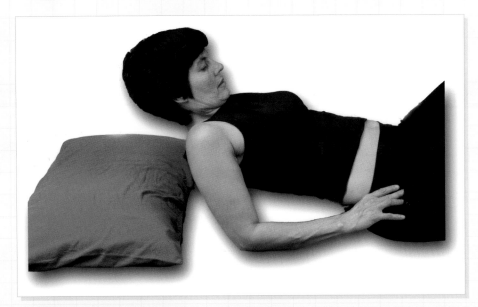

在步驟 3 拉長脊椎時，很容易不自覺地縮攏臀部，穩定骨盆最有效的方式就是雙手，將手指往腳的方向伸，大拇指勾住骨盆邊緣（髂骨）。

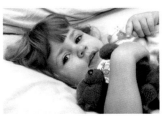

美國

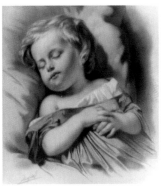

美國

## 11 STEP 全身放鬆

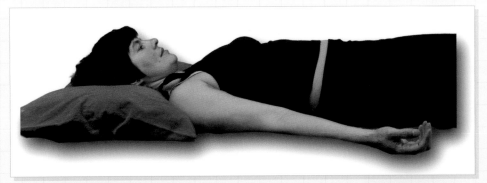

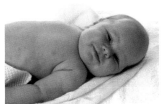

美國

請留意身體各部位的緊繃狀況，並加以放鬆。以這種姿勢躺 2 或 3 分鐘，讓全身肌肉完全放鬆，如果你還不打算入睡，並希望再進一步伸展脊椎，請重複步驟 2 〜 8。

## 這些狀況改善了

如果已經做了一段時間的伸展躺法，你會發現和第 1 堂課的坐姿伸展一樣：背部的長度改變，也就是會長高，就算沒有刻意做這些姿勢，之前的疼痛也比較不會出現、輾轉難眠的情況減少、睡眠品質更好。一段時間後，由於背部肌肉已獲得伸展拉長，身體循環會因此改善（加速損傷的癒合），幫助椎間盤和神經減壓，該部位正常化後就可以改善身體健康。

和第 1 堂課一樣，做完這一課後，你的呼吸模式也會改變。想要追蹤這個改變，可以在呼吸時觀察身體哪個部分會跟著律動（圖 2-3），一手放在胸腔，一手放在腹部檢視呼吸律動，應該會發現胸腔的律動較多，腹部的律動較少，因為伸展過的腹部肌肉會成為腹式呼吸的阻力；頭、頸及上半身的體姿改善，會讓胸腔律動更容易。經過一段時間後，增強的胸腔呼吸會擴大肺活量，讓肋骨結構更健康。

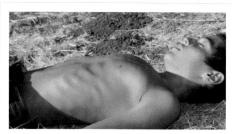
吸氣

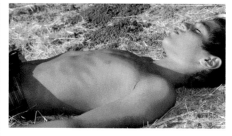
呼氣

圖 2-3
健康的呼吸模式會讓胸腔線條比腹部線條還明顯。

## 遇到這些問題時…

**腰背部感到疼痛或不適**

✓ 也許是因為腰大肌相當緊繃，造成背部前彎，可以在膝蓋下方放更多抱枕來減少前彎。（圖 2-4）

圖 2-4
膝蓋下多放幾個抱枕可以抵銷腰大肌緊繃的狀況。

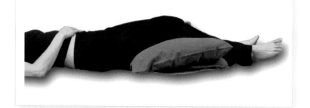

✓ 在壓低每個脊椎骨往床鋪貼時，你可能會造成臀部過度縮攏，如果出現這個現象，請重複步驟 1 ～ 8，這次要把雙手緊貼骨盆腔，以保持骨盆穩定（請參考步驟 10）。

**頸部感覺疼痛或不適**

✓ 可能是因為頸部曲線過大。應該把枕頭高度調整到適合頸部和上胸椎的弧度。也有可能是枕頭太高，造成「頸椎捲曲」，記得不要讓頸部再更彎曲了（圖 2-5）。你的目標是尋找舒適的支撐、減輕緊張，可能需要多嘗試，才能找到硬度及厚度都適合的枕頭。

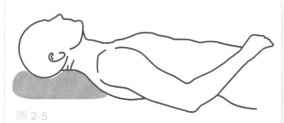

圖 2-5
若是頸部已經過度彎曲，可能無法做太多頸部伸展，先支撐原有的頸部曲線，然後再慢慢拉長後頸。

你可能過度伸展頸部，如果覺得不適，可以稍微放鬆，直到感覺比較舒服為止。過度伸展頸部肌肉，尤其是突然的伸展，會引起肌肉痙攣。

### 和床接觸的部分感覺不適

可能是局部發炎造成不舒服，請馬上側躺（如第 4 課的側躺伸展），之後再使用本技巧。

### 打鼾

只要體姿正確，就算平躺也能減輕打鼾，但如果還是會打鼾，可能是因為更嚴重的問題，此時側躺會比平躺更能獲得良好睡眠品質。如果懷疑自己有睡眠呼吸中止症，請向睡眠專家諮詢。

### 沒有安全感

躺姿伸展法可能會讓你沒有遮蔽感、安全感，專注在身體的舒適感後，很快就會熟悉新的姿勢了。

## 補充你的常識

### 床

常常有人請我推薦床，但學會躺姿伸展法之後，會提高你對各種床面的接受度，不論是凹陷或硬邦邦的床面，睡上一整晚都不會損及或造成脊椎肌肉緊繃（圖 2-6），因為躺姿伸展法已經幫你的椎間盤減壓，比起椎間盤受壓迫，更能承受脊椎的扭曲。

理想的床不會太硬或太軟，它可以稍微調整來承受人體多變的曲線（對臀部寬、腰部窄又側睡的女性特別重要），不會讓身體較重的部分過於陷入床墊內。理想的床不會讓身體陷入超過手臂相對位置的深度，也不會讓

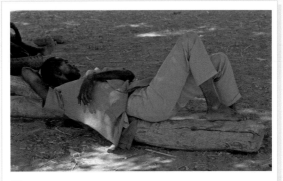

圖 2-6
未受壓迫的脊椎讓你對各種硬度的床墊容忍度更高，照片中的「床」面比一般床還堅硬，但並沒有對躺在上方的人造成任何傷害或問題（布吉納法索）。

臀部比身軀更陷入床墊內。我建議挑選高品質、彈簧數多的硬質床墊。

### 枕頭

枕頭的選擇要依頸部（頸脊）、上胸脊曲度和僵硬度而訂，好的枕頭不但可以反映你目前的體姿，還能幫助頸部往理想方向移動，就算成效不快（圖 2-7）；好的枕頭不會延續或擴大不健康的曲線（圖 2-8、圖 2-9）。好枕頭有足夠填充物質保持基準形狀，更有足夠的柔軟能幫助放鬆與入睡。有個方法是：使用兩種枕頭，底枕以較硬的填充物為主（如喬麥殼或木棉），上面的則是要有柔軟的填充物（如鵝絨或人工製軟填充物）。

### 頸枕／圓枕

頸枕和圓枕，就像腰枕一樣，都是來自於對正常、理想頸椎曲度的錯誤認知（圖 2-9），因此，頸枕和圓枕的設計理念都是為了支撐所謂的「正常」頸椎曲度、或重塑頸椎曲度。我鼓勵拉長頸椎而不是彎曲頸椎，一個普通的厚實長形或方形枕頭，反而是最適合維持正常頸部的曲度。

頸枕（或是在頸部底下擺一堆枕頭）只適用

在像是頸椎過度彎曲、或頸部過於僵硬等某些特殊狀況，在這種情況下，頸枕算是一種器材，特別是過渡時期使用，讓過度彎曲的頸部獲得依靠及支撐，使頸部得以放鬆。頸枕絕不是用來強化原有的頸椎曲度，頸枕應該是彎曲和理想（微小曲度或無曲度）頸部之間的厚實調整物。一段時間後，頸枕的厚度應該要隨時間逐漸調降，直到你不再需要頸枕為止。

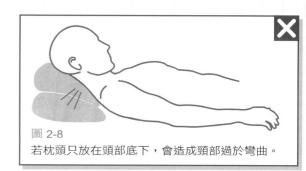

圖 2-8
若枕頭只放在頭部底下，會造成頸部過於彎曲。

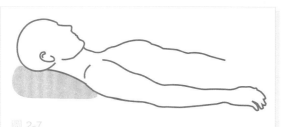

圖 2-7
頭部下面的枕頭，略低於肩膀之下的位置，可以拉長肩膀及腰背部。

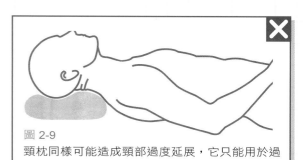

圖 2-9
頸枕同樣可能造成頸部過度延展，它只能用於過渡期。

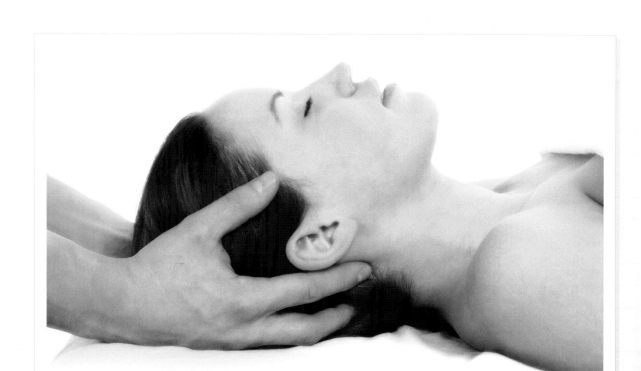

## 重點複習

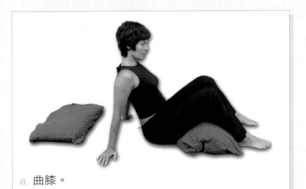

a. 曲膝。

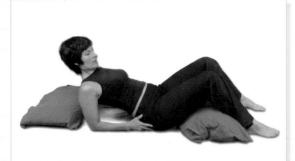

b. 放低上半身，把重量放在手肘上。

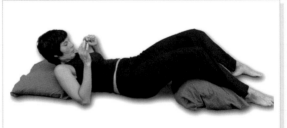

c. 慢慢展開背部並貼近床墊，一次一個脊椎骨的放。

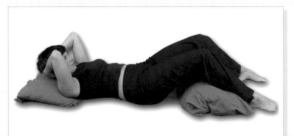

d. 延展頸背。

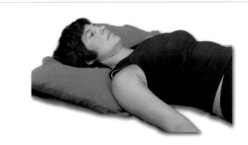

e. 壓低肩膀讓它盡量離開頸部。

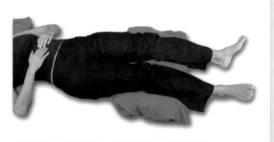

f. 伸直並放鬆雙腿，把枕頭放在膝蓋下。

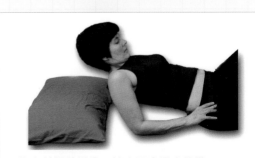

g. 檢查並調整骨盆，讓它不會過度縮攏。

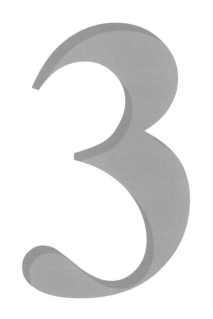

# 3

# 堆疊坐法

## 調整臀部位置成為脊椎的地基

我的小女兒坐在坐式浴盆旁的地板上,她毫不費力的挺直脊椎,頭、頸及脊椎連成一直線,臀部擺放在脊椎後方,即使她是雙手向前伸,背部肩胛骨仍明顯突出。

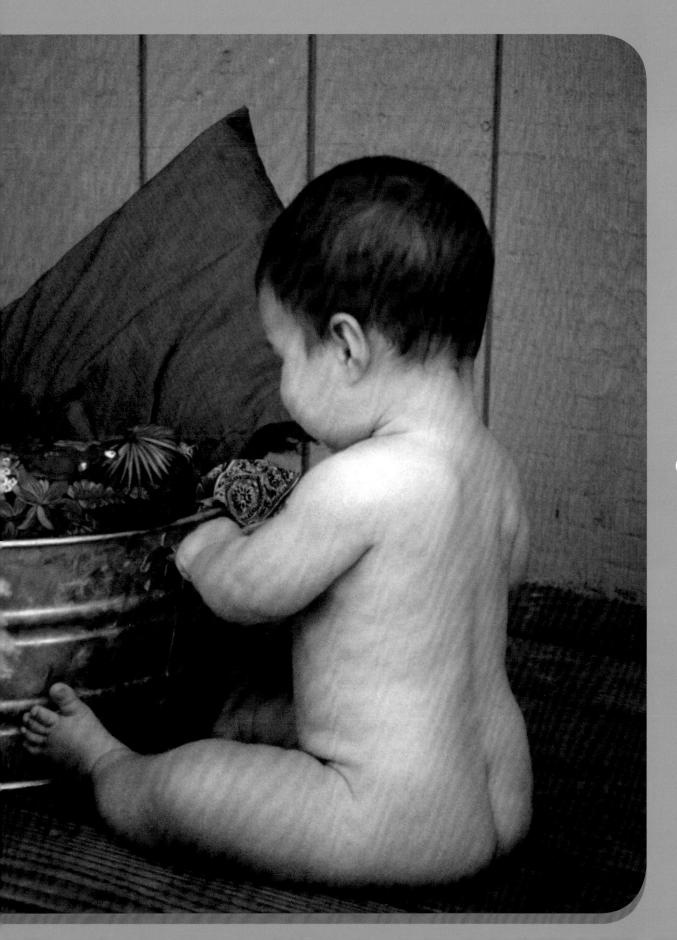

請看右邊的圖（圖 3-1），左邊女騎士挺直
端坐，而右圖男騎士則是常見的駝背，你要
如何改正男騎士的姿態？大部分的人會要求
他「坐直」、「坐正」，或把他的肩膀及頸
部往後拉讓他坐直，當然他可以這麼做，但
卻會造成腰背部肌肉緊繃。**坐直但緊繃，腰
背部難免受到壓迫甚至受損**，沒多久他就會
又恢復駝背。許多人也是如此，在肌肉緊繃
及駝背兩者間交替來來回回，但這兩者沒有
一個是健康的姿勢。

圖 3-1

優良的坐姿　　　　　差勁的坐姿

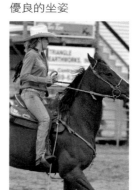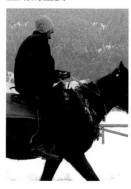

圖 3-2

骨盆是上半身的根基，骨盆位置正確，上半身自然端正放鬆，若是骨盆位置不對，上半身要不是放鬆但駝背，
就是挺直但緊繃。

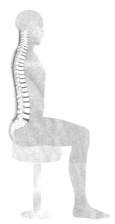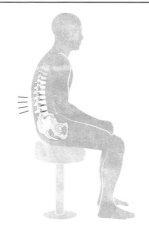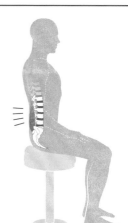

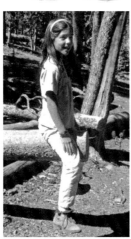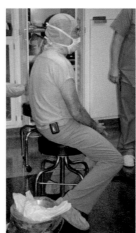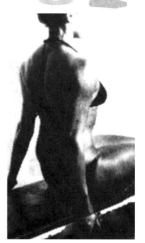

a. 端正（前傾）的骨盆，
　姿勢挺直且放鬆。

b. 縮攏（後傾）的骨盆，
　體姿放鬆但駝背。

c. 縮攏（後傾）的骨盆，
　體姿挺直但緊繃。

真正需要調整的是位在脊椎基底的骨盆。在解剖學上，骨盆是身體結構的基礎。就物種的觀點，人體骨盆的設計是向前斜（前傾），骨盆前傾才能讓位在上方的脊椎隨之端正堆疊，在坐著的時候就能同時挺直又放鬆，不會因為支撐脊椎而造成過多肌肉緊繃（圖3-2a）。若骨盆姿勢不良，就會讓你為了放鬆而駝背（圖3-2b），不然就是挺直卻緊繃（圖3-2c）。

調整骨盆位置的方法是想像你有條尾巴（圖3-3），回頭看看圖3-1的兩位騎士，想像他們兩人都有條尾巴，坐姿端正的騎士應該是把尾巴放在身後，駝背的男士則是坐在尾巴上。

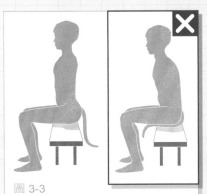

圖 3-3

想像你有條長尾巴，坐下時要把尾巴放在身體後面才是健康的姿態，而不要坐在尾巴上。

透過本課，你將能進一步學會坐姿的藝術及科學。在第1課學到坐著時如何利用椅背，引導背部牽引的姿勢，不過很多椅子並沒有椅背，而且有時候就算有椅背，也不一定能用來做坐姿伸展法（例如吃飯時），本課可以學到如何在沒有椅背的情況下，坐出優良坐姿。

透過本課會讓你親身體驗我所秉持的觀念。和一般觀念想法不同，端正的體姿並不需要付出太多努力，最重要的工作應該是要「放鬆」，要讓肌肉放鬆需要做的就是把骨骼擺對位置，骨盆位置端正後，椎骨就能輕鬆自

然的疊放，讓肌肉緊繃保持在最小程度；就像堆疊一座塔，必需建構在穩固的基礎上（圖3-4），這種方法我稱為「堆疊坐法」。

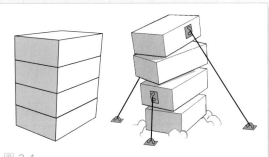

圖 3-4

堆疊坐法就像在穩定良好的基礎上堆積木。縮攏的骨盆是糟糕的基礎，會牽累全身的「建築」，此時必需依賴額外的支撐才能保持身軀挺直。

### 楔形物

骨盆縮攏多年的人，骨盆附近組織已經適應了這種架構，腹股溝肌肉和韌帶、腿部肌肉都顯得又短又緊，而臀部肌肉則顯得虛弱不發達，為了補償這扭曲位置，坐在楔形物上會相當有幫助（圖3-5）。

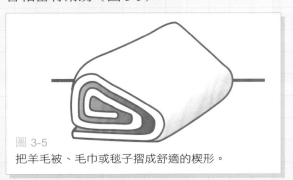

圖 3-5

把羊毛被、毛巾或毯子摺成舒適的楔形。

好的楔形靠枕可以協助骨盆向前傾斜（前傾），還能大幅度改變坐的方式（圖3-6、圖3-7a），你會發現自己的脊椎毫不費力且舒適地堆疊在基底之上，而且同一個姿勢可以保持好幾小時，特別是在自我訓練、調整姿勢的過渡期，楔形靠枕可以為受損的骨盆區提供補償作用。如果無法取得楔形靠枕，可以坐在堅固椅子的最前端，讓骨盆自然向前傾斜（圖3-7b）。

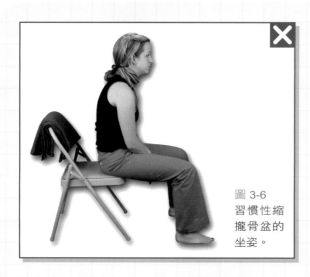

圖 3-6
習慣性縮
攏骨盆的
坐姿。

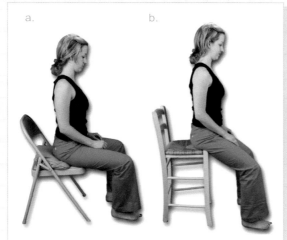

a.          b.

圖 3-7
把楔形靠枕放在坐墊上，坐在楔形靠枕的前端，最
好讓腿部或雙腿都向前傾斜。

### 骨盆前傾

骨盆前傾時，背部肌肉會放鬆，此姿勢的影響力遠遠超過舒適的坐法，其中一個重要的影響就是呼吸模式的改善。在骨盆前傾、背部肌肉放鬆時，能使脊椎產生彈性運動（圖3-8a），吸氣時脊椎跟著拉長，呼氣時則隨著律動回到基本長度。

身體軀幹也會產生新的彈性，因而改善體內循環、提昇脊椎周邊組織的健康，全身健康會跟著變好。**骨盆區的正常化對全身肌肉、器官及其他組織都能帶來正面影響**。

讓骨盆前傾的觀念十分重要，因此再重複一次：

✓ 只有在循環良好時，脊椎周邊的組織才能保持健康。

✓ 想要脊椎周邊有好的循環，首先要讓脊椎周邊產生運動。

✓ 讓脊椎周邊產生運動的方式，是透過健康的呼吸律動模式。

✓ 當周邊肌肉呈現放鬆狀態時，才能塑造健康的呼吸律動模式。

✓ 只有正確地堆疊脊椎骨，才能放鬆其周邊肌肉。

✓ 只有當骨盆位置端正時，脊椎骨才能正確地堆疊。

當胸部（胸腔）肌肉放鬆時，呼吸會讓胸部擴張（圖3-8a），呼氣時胸腔能回復正常位置，假以時日，呼吸律動自然會使胸腔擴張，提昇肺活量。順帶說明，你也許注意到腹部已減少參與呼吸運動，除非是需要額外大量氧氣的運動，如吹奏樂器、唱歌等活動。

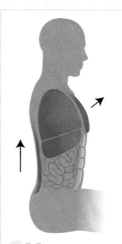

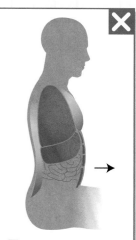

圖 3-8 a.
背肌與胸肌呈放鬆狀態，加上腹肌狀態良好，主要呼吸律動區會鎖定在背部及胸腔。

圖 3-8 b.
背部及胸腔若是緊繃，加上腹肌無力，你的腹部就會成為主要的呼吸律動區。

骨盆前傾的另一個影響是，骨盆內的器官能獲得恥骨支撐（圖 3-9a），然而縮攏的骨盆（圖 3-9b）則是由相當脆弱的恥尾骨肌（凱格爾）支撐，我在臨床經驗發現，縮攏（後傾）的骨盆容易讓女性患有器官脫垂及尿失禁的病症。

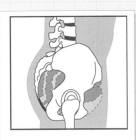

圖 3-9 a.
若是骨盆前傾，恥骨會順勢回到原本位置，以便支撐骨盆內的器官。

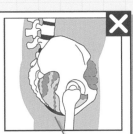

圖 3-9 b.　凱格爾肌
但若是骨盆後傾，凱格爾肌（恥尾骨肌）便會被迫負擔支撐骨盆腔內器官的工作。

前傾的骨盆同時也能為楔形的 L5-S1 椎間盤提供保護，恢復骨盆器官的正常架構及功能。若是不習慣這個姿勢，要學習骨盆前傾可能有點困難，堆疊坐法和側躺伸展（第 4 課）可以幫你養成這個習慣。楔形靠枕或床鋪能協助你固定骨盆，因此不用刻意維持這個姿勢，只要慢慢地、溫和地做就好，一開始可能要每天多練習幾次，然後慢慢地延長維持姿勢的時間。沒有坐在楔形靠枕時，試著採用第 1 課學到的導正姿勢牽引法，維持越久越好。

**警告**
如果經診斷出或懷疑自己腰背部有椎間盤突出（L5-S1），請不要急於調整骨盆位置讓它前傾，因為這樣反而會使椎間盤突出的部分受到磨損（圖 3-10），此時請不要做這課及下一課（側躺伸展法），請專注於第 1 課、第 2 及第 5 課的脊椎伸展法，這 3 課的方法會讓你比較舒適，而且可以加速治癒椎間盤突出的問題。

## 堆疊坐法的優點

✓ 讓你可以舒舒服服地坐上好幾個小時。
✓ 放鬆背部肌肉。
✓ 促進呼吸的彈性律動。
✓ 為骨盆內的器官提供強有力的支撐。
✓ 促進背部循環。
✓ 讓周邊組織及器官得以修護並恢復最佳功能。

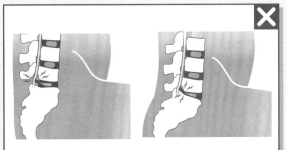

圖 3-10
警告。若是診斷出患有或甚至只是懷疑自己有椎間盤突出症狀，請跳過這一課，因為前傾骨盆會磨損掉突出的椎間盤。

多年前，我還在受背痛之苦，連 1 分鐘也沒辦法坐在地板上，因為我的背無法忍受那種痛，如今我已經可以坐在地板上和剛搖晃學走路的小孩玩。參加音樂會及演講時，我照著高克蕾教的方法坐，再也沒有感覺到背痛或疲勞。

潔西卡・戴維森，帕羅奧圖醫療基金會
內科醫師
加州帕羅奧圖

### 需要的設備

你需要準備：

✔ 全身鏡。

✔ 有堅硬椅墊或直立
   椅背的椅子。

✔ 舒適合身的衣服，
   讓你可以評估骨盆
   及脊椎的位置及形
   狀，不要穿牛仔褲，
   牛仔褲會扭曲身體
   基準，讓你很難評
   估自己的姿勢。

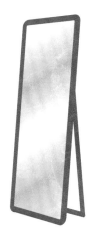

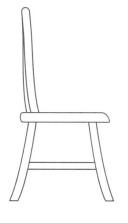

本課第 1 部分先分析你現在的坐姿，讓你評估自己是否需要調整坐姿；第 2 部分會讓你體驗這些調整，並獲得健康又端正的坐姿。

## 評估現在的坐姿

### 1
**STEP**

### 將椅子側放在鏡子前，這樣可以看到全身的姿態

### 2
**STEP**

### 坐在椅子的前端，不要靠著椅背

在鏡子前試著坐出你平日習慣的坐姿，而不是你認為的正確坐姿。你的坐姿可能會和以下照片的其中一張類似。

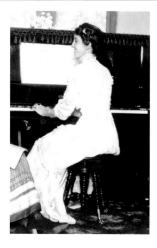
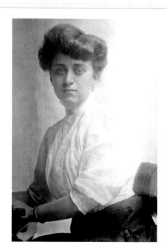
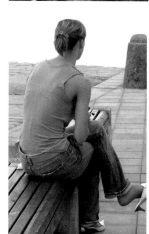
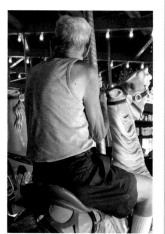

# 3 STEP 看著鏡子裡的自己調整骨盆位置

和以下的照片比較你的骨盆位置。

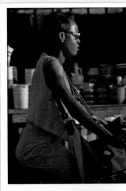

前斜（前傾）骨盆是理想的姿勢，既能支撐良好堆疊的椎骨，又能放鬆背部、頸部及肩部肌肉。

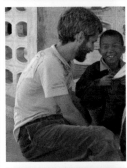

縮攏（後傾）骨盆對腰椎的椎間盤造成威脅，頭部和頸部被推向前，因此造成頸部和肩部的肌肉緊繃。

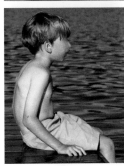

極端縮攏骨盆的代表照片，這個姿勢也會出現如上圖的問題。

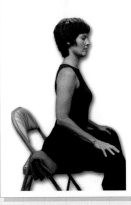

過於前傾的骨盆會造成凹背及腰背部緊繃（多數人不會自然地過度前傾脊椎，而是因為試圖矯正骨盆縮攏問題才會這樣做）。

## 理想和受壓迫骨盆的坐姿

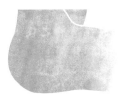

理想（前傾）的骨盆

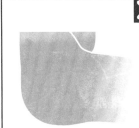

縮攏（後傾）的骨盆

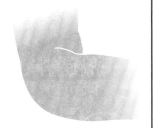

嚴重縮攏（後傾）的骨盆

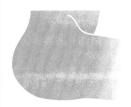

過度前斜（過度前傾）的骨盆

## 理想和受壓迫的腰背部形狀

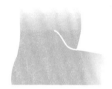

理想（拉直）的腰背部

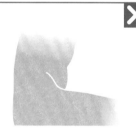

圓潤（駝背）的腰背部

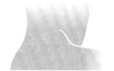

下凹（前凸）的腰背部

# 4 STEP 評估自己腰背部的形狀

以下面的圖片和鏡中自己的身形做比較。

挺直

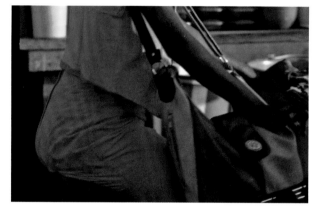

健康的腰背部相對而言較為平坦，背部肌肉放鬆，椎間盤不會受壓迫。

圓潤（駝背）

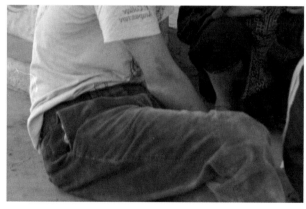

圓潤（駝背）的腰背部造成椎間盤向後隆起，也就是往脊神經根部的方向。

下凹（前凸）

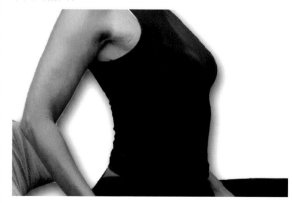

下凹（前凸）的腰背部讓背部肌肉緊繃，會損害循環、壓迫椎間盤。

# 5 利用手指評估腰背部的脊柱溝

找到腰背部的垂直中線，感受各個椎骨如何排列，是否都有順著那條和脊椎垂直、雙邊對稱的背部長肌（豎脊肌）構成的凹溝走，而這條凹溝是深或淺？脊椎兩側是像拉得緊繃的弓弦、或是在壓力下容易塌陷？當手指沿著凹溝上下觸摸時，深度是否有明顯的改變？

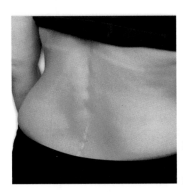

理想的腰背部應該是曲溝線條溫和，凸塊（椎骨）往內埋，凹溝兩側的脊狀線條溫和。

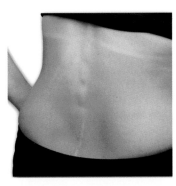

圓潤（駝背）的腰背部沒有凹溝，凸塊（椎骨）明顯，脊狀線條不明顯或甚至沒有線條。

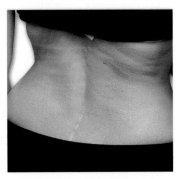

下凹（前凸）的腰背部凹溝下陷，脊狀線條兩側肌肉緊繃，凹溝中間的凸塊不易觸摸得到。

## 理想及有問題的脊柱溝

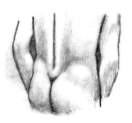

理想的腰背部脊柱溝線條溫和

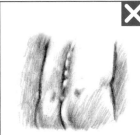

圓潤（駝背）腰背部看不出脊柱溝

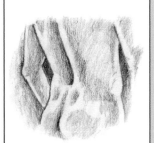

下凹（前凸）腰背部脊柱溝下陷

若你發現自己骨盆前斜、腰背部直挺，雖然整條脊柱溝深陷，但坐著時感覺舒適，那表示你用自己的方式找到了理想坐姿。你也許不需要從第 96 頁的前 6 個步驟跟著開始做，不過還是可以從第 98 頁的第 7 步驟開始參考看看。

堆疊坐姿的範例

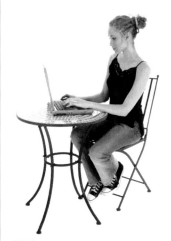
美國

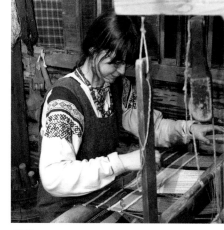
蘇聯

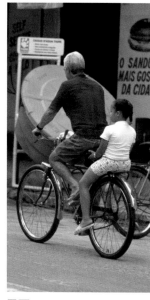
巴西

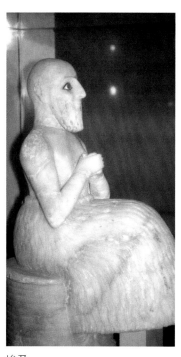
埃及

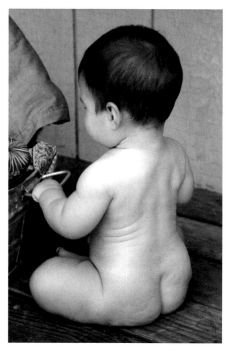
美國

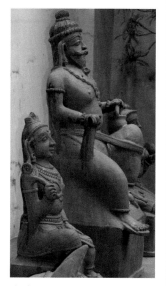
印度

堆疊坐姿的範例

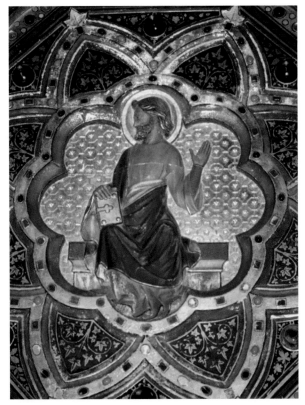

法國

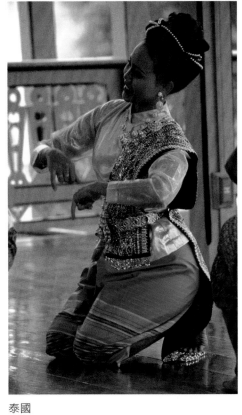

泰國

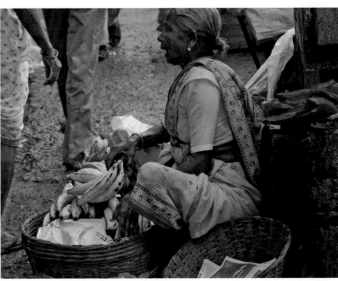

印度

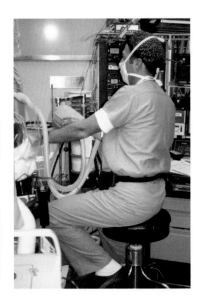

美國

## 需要的設備

你需要準備：

✓ 全身鏡。

✓ 凳子或坐墊堅固、背靠直挺（或沒有椅背）的椅子。

✓ 放在椅子上的楔形靠枕。

楔形靠枕的材質必須是要扎實且柔軟，扎實的材質能夠提供坐骨（坐骨粗隆）足夠的支撐力，柔軟則能讓你感到舒適。拿來做楔形靠枕的最好材質有：小型毛織物、羊毛毯、鋪棉被、法蘭絨被或毛巾。

在摺布料做楔形靠枕時，要摺到和椅墊一樣寬、深度只要椅墊的一半就可以，要注意的是，後面要摺的比前頭厚，這樣除了能讓你舒適外，還能清楚明確地提供坐骨往前傾斜的基準，這樣的傾斜坡度能幫助你的骨盆往前傾。

市面上大多數的楔形靠枕不是太軟就是太硬，讓人無法容易地校準骨盆，並且無法提供正確的傾斜度。我製作了一個特別設計的楔形靠枕，能幫助堆疊坐姿（如果有興趣可以前往我的網站 www.egwellness.com）。

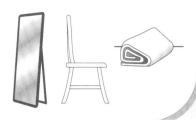

# 調整坐姿

**1**
STEP

## 將楔形靠枕放在椅墊上

楔形靠枕可協助骨盆前傾。

萬一無法使用楔形靠枕，可以坐在椅子的前緣，並把雙腿朝下放（見 88 頁圖 3-7b）。

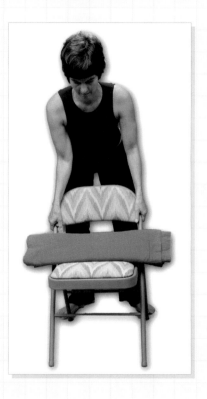

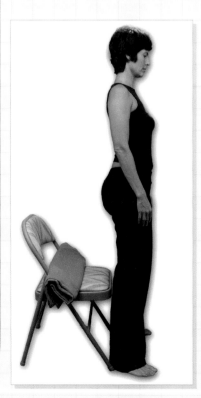

**2**
STEP

## 背部朝椅子站立，雙腳打開和臀部同寬

雙腳與臀部同寬的站姿能幫助學習堆疊坐法，之後就算變換雙腿位置也能有端正的坐姿。

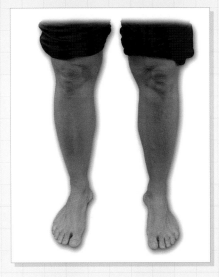

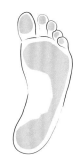
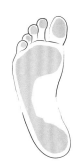

## 3 STEP

# 若是可以，雙足站出腎形足弓

這個步驟可以讓雙足及雙腳調整到最佳姿態，但若沒辦法做到，可以跳過這個步驟，在稍後的課程還會學到這項做法。

將足部調整出腎形足弓，可以讓足部的骨骼、軟組織及腿部、髖部重組至最佳化。

## 4 STEP

# 從臀部處彎身，再彎曲膝蓋，慢慢放低身子，坐到楔形靠枕的前端

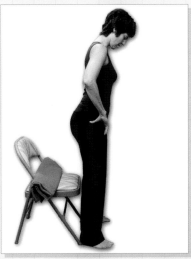

這個步驟會讓骨盆前斜，並將骨盆定位於雙腿中間，一開始要做到這個姿勢可能很困難，但事實上，坐上馬桶時就會自動用到這個姿勢。現在試著重現這個姿勢。

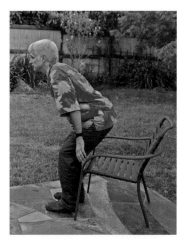

採用堆疊坐法時，坐下時先轉動髖關節來幫助骨盆調整位置（美國）。

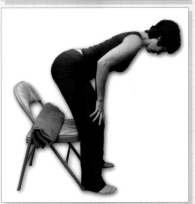
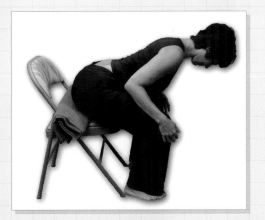

### 堆疊坐姿的範例

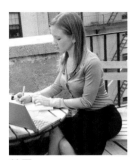

美國

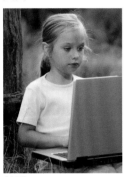

美國

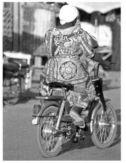

布吉納法索

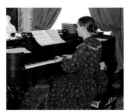

美國

## ⑤ 為你的肋骨定位

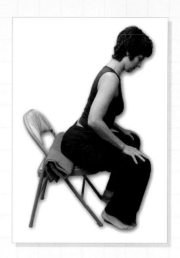

收縮上腹部肌肉，以便將前方肋骨向下並向內拉，這動作可以幫助拉長和拉直腰背部，這動作不好學，可是很重要，一定要懂得掌控箇中精髓，而且接下來的 3 個步驟都要用到腹肌來維持健康端正的姿態，如果你無法操控這些肌肉群，請參見第 211 頁附錄 1。

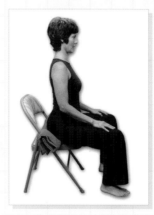

## ⑥ 保持骨盆前斜、肋骨定位，慢慢挺直上半身

以髖關節為中心樞紐，將身體挺直向上。

## ⑦ 雙肩各做肩膀旋轉

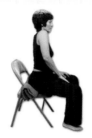 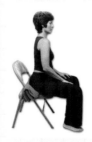 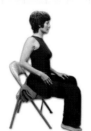 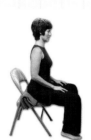

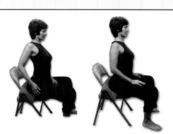

❌ 常見的錯誤是：移動肋骨時肩膀也跟著移動，造成腰背部的凹背。

注意要用腹肌力量讓肋骨低處的前緣保持固定；採用伸展坐法時，是用椅背來防止腰背部前彎（或下凹），現在則由腹肌扮演這個角色。

# 8 STEP 拉長頸部

用第 1 課學到的方法（第 60 頁）來拉長頸部，不要讓頸部前凹。

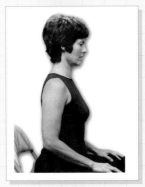

**方法 A**

想像頭部裡有顆氣球正要飛出去，你必需放鬆頸部肌肉，釋放所有力量對抗上飛的氣球。

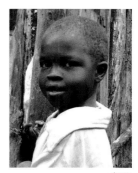

肯亞

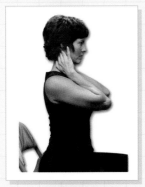

**方法 C**

指尖放在頭骨後方兩側下凹處（枕骨凹槽），把頭骨向上推離身體。

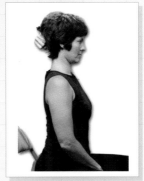

**方法 B**

捉住後腦勺一撮頭髮，輕輕地把頭部向後向上拉。

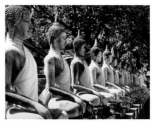

泰國

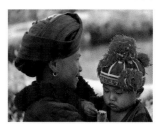

泰國

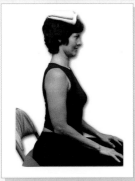

**方法 E**

想像或放一個輕量物體在頭頂，頭部向上推來對抗那個物體，這動作會牽動頸長肌幫助拉長脖子。

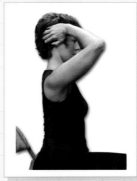

**方法 D**

雙手扶著頭骨下方，溫和地將頭骨往頭頂方向上推。

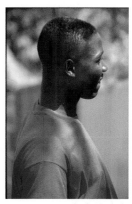

布吉納法索

堆疊坐法的藝術作品

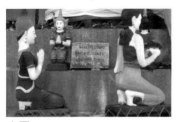

泰國

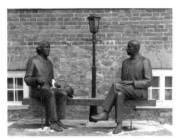

愛沙尼亞

### **9** STEP 徹底放鬆身體

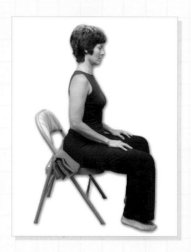

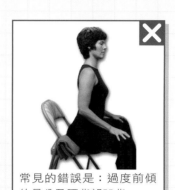

常見的錯誤是：過度前傾的骨盆及腰背部凹背。

照鏡子看自己的姿勢，是否已達到骨盆前傾和腰背部相當直挺的理想組合，如果已經達到，請跳到第 14 個步驟。

### **10** STEP 若是過度矯正，會造成骨盆過度前傾，這時請重頭來過

過度前傾的力量會在腰背部形成一個拱形，可以用以下步驟緩解這個拱形：

☑ 將全身重量集中到左臀，然後抬起右臀，接著將右側坐骨輕輕稍向前移。

☑ 左臀重複以上這個動作。

肋骨定位

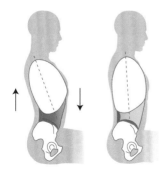

拉平腰背部的正確方法

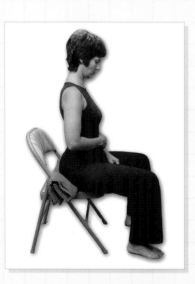

### **11** STEP 若發現身體有前彎（凹背）現象，就使用肋骨定位

在步驟 5 學到把肋骨底部前端向下和向後移動，直到和腹部輪廓校準為止，這會用到幾塊腹部肌肉，特別是腹內斜肌，若能用手輔助帶領這個動作，應該會更有幫助。若是覺得這個動作做起來特別困難，請參閱 211 頁附錄 1，學習如何利用地板的輔助來完成這個動作。

## 12 STEP 如果仍有駝背現象，可以試著將骨盆再向前傾一些

有許多方法可以重新校準骨盆位置，先試試方法 A，做完後看看還有沒有駝背或前彎（請注意不是骨盆過度前傾造成的凹背）；如果仍有必要，再試做方法 B。繼續這些方法直到成功將骨盆向前傾斜。

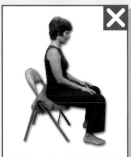

骨盆不當前傾的鬆垮駝背坐姿。

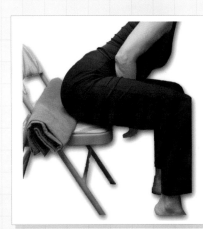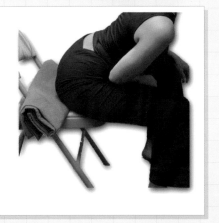

**方法 A**
挺直背部，從臀部向前下彎，手肘放在大腿上，把全身重心放在左臀，抬高右臀放回椅子時要高過楔形靠枕，接著左臀也重複這個抬高到比楔形靠枕高的動作。

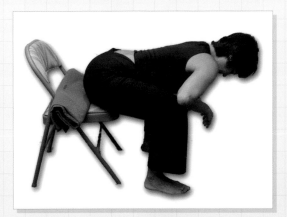

**方法 B**
挺直背部，從臀部向前下彎，手肘放在膝蓋上，骨盆略向前移的同時，稍稍抬高兩邊臀部，接著再坐回楔形靠枕上。

骨盆前傾的健康坐姿範例

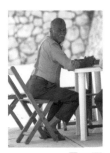

墨西哥

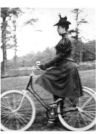

美國

坐在楔形靠枕上的疊堆坐姿範例

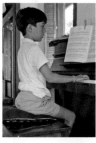

美國

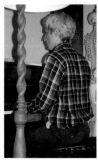

美國

## 抱小孩時骨盆姿勢的好範例

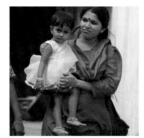

印度

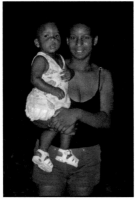

巴西

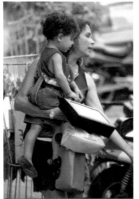

巴西

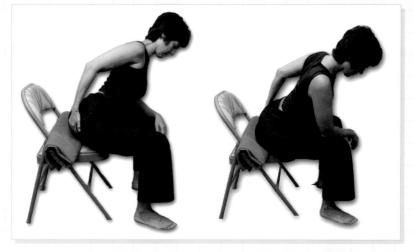

### 方法 C

把全身重量轉移到左臀，右手向後伸到右臀下，抓住臀部肌肉向後拉，接著將臀部放在楔形靠枕上，左臀也這麼做。

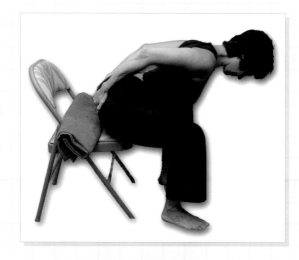

### 方法 D

彎身向前的同時抓住臀部雙邊肌肉，抬高臀部暫時離開椅子，用雙手把臀部向上向後推，然後把臀部放到楔形靠枕上。

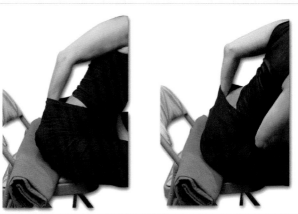

### 方法 E

挺直背部，從臀部處向前彎身，左手肘放在大腿上，把全身重量放在左臀，右手向後伸進褲子，抓住右臀肌肉，把右臀向後推回楔形靠枕上，接著左臀也重複同樣動作，當然了，這個動作只能在私人場合做。

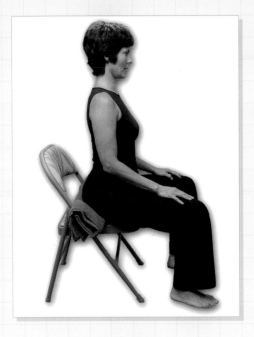

## 13
### STEP

## 坐正，
## 再次放鬆身體

如果你發現自己還是駝背，
就改用更高的楔形靠枕，在
調整到最佳坐姿前，可能要
試用很多種不同的楔形靠枕。

嬰幼兒堆疊坐姿的
範例

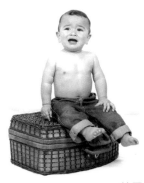

美國

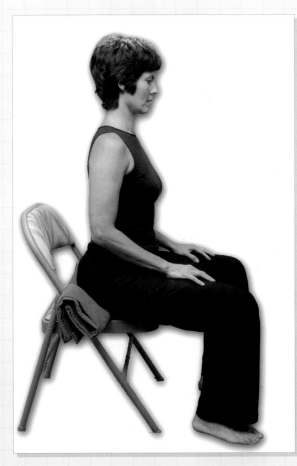

## 14
### STEP

## 肩膀旋轉向後、
## 拉長脖子

記得要做肋骨定位，這樣
才不會凹背。

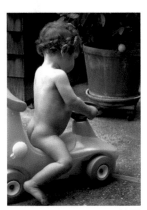

美國

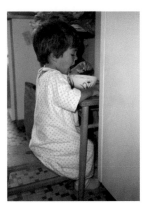

美國

## 這些狀況改善了

當肌肉和韌帶調整到適應新的骨盆校準後，採用堆疊坐法時就會更舒服，之後若是遇到需要久坐，就可以坐的更輕鬆。當你改用更挺拔和放鬆的坐姿，還會進一步發現你的呼吸模式改善了，肺活量提昇，能促進良性循環。

## 遇到這些問題時⋯

### 腰背部疼痛

如果在做這些動作時引發疼痛或是疼痛加重，請馬上停止，先去做第 5 課，學習如何保持脊椎長度，直到熟稔後再回到這一課。

### 腰背部痠痛

如果堆疊坐法使平常的坐姿出現重大改變、且讓你感到不舒服，可以試著先在平常的坐姿和理想坐姿中找一個中間點，以理想坐姿為努力目標，但不要期待馬上就能達到。

**如果你在過去一直錯誤使用背部，身體已經學會一套自我保護機制，例如疼痛、肌肉收縮及發炎；疼痛能有效預防粗魯、有害的動作，肌肉收縮則會限制你的活動力（為了防止你做更多傷害身體的動作），發炎則是要加速癒合。** 當你開始練習本課程改變平常的活動方式時，身體不再需要剛才提到的痠痛保護機制，但身體要適應改變的新姿勢也需要時間，因此要持續不斷地練習這些新的、改進的姿勢，直到大腦慢慢地發現腰背部不再誤用或受傷，大腦就會慢慢調整減少輸送疼痛的指令。請溫和善待身體的這塊區域，試著讓它感到舒適，例如按摩、泡熱水澡等，哄背部放鬆，或試試針灸將這區域「重新設定」，讓大腦與身體間傳送的訊號正常化。

### 找不到楔形靠枕

摺件毛衣或外套都可以湊合著用，緊急關頭時甚至包包或是鞋子邊緣（圖 3-11）都可以充當楔形靠枕，或是如稍早提到的，直接坐在椅子前緣（圖 3-7b），至少讓一條大腿向下傾斜，幫助你把骨盆向前傾。**骨盆前傾可以協助上半身校準**，有些人認為把臀部往身體後方推就可以模擬楔形靠枕，但若是你早就已經骨盆後傾，表示身體已經習慣這種狀態，因此在剛開始練習骨盆前傾動作時，沒有楔形靠枕反而比較容易造成腰背部前彎；只有多練習，才能在不需借助任何外力輔助下，讓骨盆回到健康校準的基準位置。

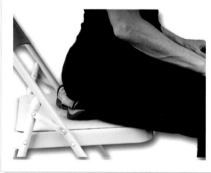

圖 3-11
毛衣、手提袋甚至是鞋子，都可以派上用場，成為好用的楔形靠枕。

### 動作不雅

坐下時稍微前彎有助於骨盆前傾、能讓膝蓋的壓力減到最小，但這個動作不是每次都能做的漂亮，有些人不太喜歡坐下時臀部推到後方、讓身體前傾的這個動作，若想將這個動作做得更優雅，試著把一隻腳稍微退到另一隻腳後面和椅子下面（圖 3-12）。彎曲膝蓋放低身子坐到椅子上。就像之前練習的步驟，將臀部向後推（這個動作會造成身體暫時前彎），接著只要放鬆地坐上椅子，就不會再前彎，如此可以不用前傾上半身，就能達到所需要的骨盆前傾坐姿。

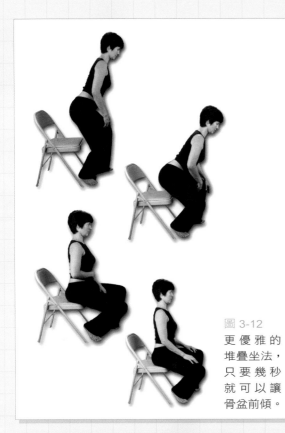

圖 3-12
更優雅的堆疊坐法，只要幾秒就可以讓骨盆前傾。

## 視線高度改變

拉長頸背部後，頭部便會自然稍微向下，這樣做會改變視線高度，你可能發現自己正盯著地版，不過與其為了向前看而扭脖子，不如直接抬眼看就好（圖 3-13）。

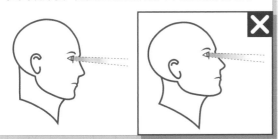

圖 3-13
拉長頸部後，需要運動眼部肌肉來改變視線方向。

## 補充你的常識

### 衝突矛盾的指導

養成健康的骨盆前傾姿勢可說是本書最基本、影響最深的觀念，不過我了解，這也許和你從其他地方聽到的相互衝突矛盾，現在的醫藥及一般看法仍認為縮攏、後傾的骨盆才正確，然而縮攏的骨盆會壓縮前傾的 L5-S1 楔形椎間盤，並損害其完整性（見第 33 頁圖 F-25），還會讓整個肌骨和器官系統出現許多扭曲（見第 86 頁圖 3-2），你可以先試試我的方法，做個比較，看哪種體姿對你比較好。

### 辨別「骨盆前傾」與「背部前彎（凹背）」的不同

有些人錯把「健康的骨盆前傾姿勢」當成是「不健康的凹背」，這裡有個非常重要的辨認法，背部前彎會在上腰部處形成曲線，骨盆前傾造成的曲線則是在下腰部（圖 3-14）。背部前彎是真的不健康，對健康姿勢真正重要的是：恢復 L5-S1 椎間盤原本自然的拱形。

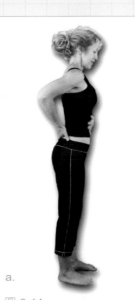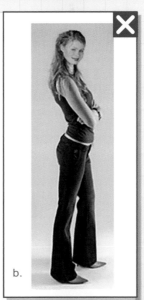

a.　　　　　　b.

圖 3-14
學習辨認健康彎拱的腰薦骨（a）和不健康的凹背、即脊椎前彎（b）相當重要，健康的彎拱會在下腰椎處有明顯曲度，上腰椎則相對平坦；脊柱前彎則是腰薦骨的彎拱相對較小，但在上腰椎處有顯著的曲度。

## 椅子

一張好椅子應該可以幫助你做到伸展坐法或是堆疊坐法，市面上許多椅子卻會誘發臀部縮攏或肩膀下垂，不利於健康的坐姿（圖3-15）；如果你的腿後腱緊繃，或是髖外轉肌緊繃，應避免過低的椅子，因為這會造成骨盆縮攏、扭曲脊椎校準；另外，也應該避免坐過高的椅子，它會讓雙腳垂吊在外，碰不到地板，這樣可能會造成背部扭曲（圖3-16）；如果椅子無法好好支撐你，那麼就坐在椅子前緣，讓臀部得以前傾，大腿也能向下伸展（圖3-17）

時常有人問我丹麥跪坐椅是否對端正體姿有幫助，我認為，對於懂得善用這種椅子的人來說，確實能誘發短時間的好體姿，因為前傾的椅墊設計有助於骨盆前傾，但是如果沒好好善用，前傾的椅子會導致腰背部嚴重前彎；此外，若長時間把全身重量都放在膝蓋上，會讓膝關節和髖關節承擔過大的壓力（因為大腿骨會被推進髖關節窩內）。

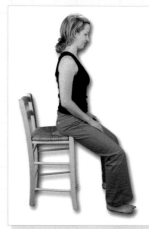

圖 3-16
過高的椅子可能會導致不健康的坐姿。

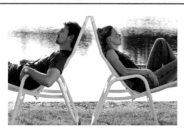

圖 3-17
若遇到不合適的椅子，可以坐在椅子前緣。

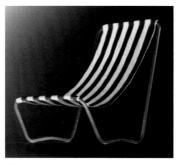
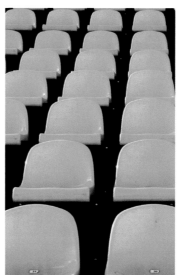
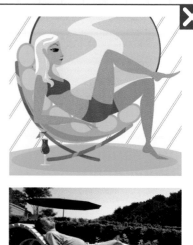

圖 3-15
外頭很多椅子都無法讓人有健康坐姿。

## 地板

坐在地板上造成不少人骨盆縮攏、腰背渾圓，或是為了挺直上半身造成脊椎前彎（圖3-18），因為有些人缺乏端正坐在地板上所需要的肌肉彈性。如果你的腿後腱或髖外轉肌特別有彈性，應該就能坐在地板上時還保持骨盆前傾（圖3-19）

當坐在地板上時（像是和小孩玩），建議使用適當的坐墊，比如傳統的日本蒲團或低矮的板凳（圖3-20a）。如果你的膝蓋健康，就可以使用日本「正坐」方式來坐：把臀部放在後腳跟上（圖3-20b）。另一個選擇是，用1隻或2隻手臂把身體支撐在地板上，如此能拉長脊椎（圖3-20c）。

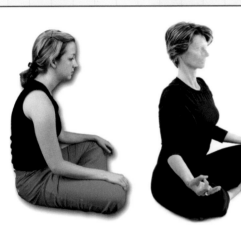

a. 坐在地板上時，骨盆縮攏、腰背部呈圓潤狀。

b. 坐在地板上時，為了挺直上半身造成脊椎前彎。

圖 3-18
在沒有任何支撐助力就盤腿坐在地板上，對許多生活在工業社會的人來說是很大的問題。

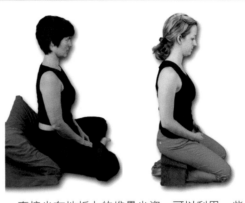

a. 直接坐在地板上的堆疊坐姿，可以利用一些小道具來幫忙。

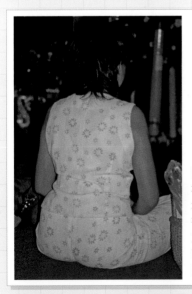

圖 3-19
在地板上盤腿的堆疊坐姿，若沒有任何支撐助力，髖部需要有高度柔軟度（泰國）。

b. 利用日本的「正座」協助堆疊坐法，但這需要有健康的雙膝。

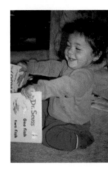

c. 坐在地板上時，可以利用手臂來拉長脊椎。

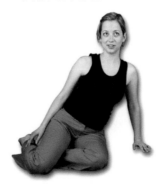

圖 3-20
以上是坐在地板上時的健康坐姿。

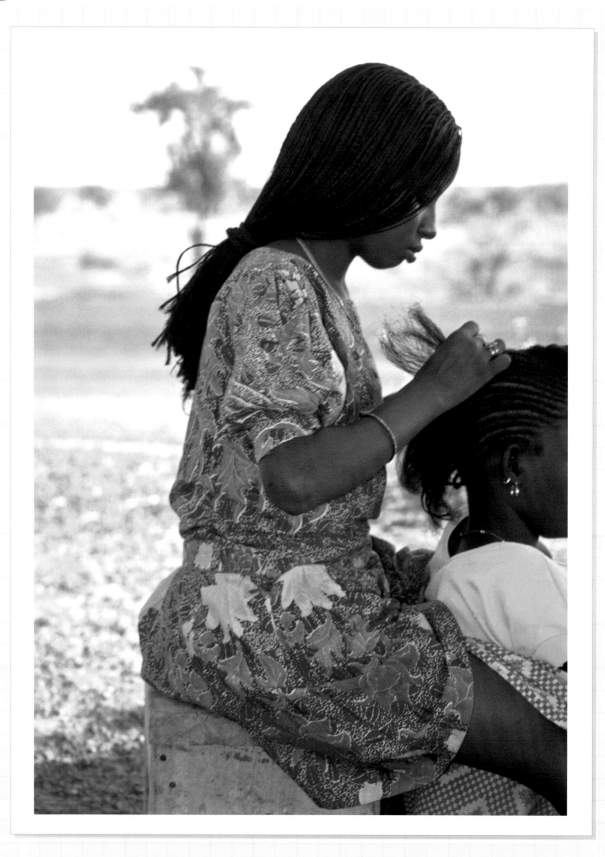

# 重點複習

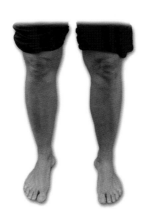

a. 雙足塑造出腎形足弓，雙腳及大腿向外轉動，準備調整骨盆位置。

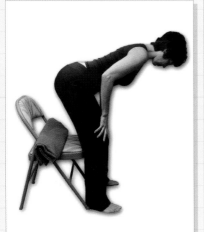

b. 上半身在髖關節處向前傾，好讓骨盆跟著前傾。

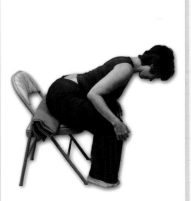

c. 將臀部後端放在楔形靠枕上。

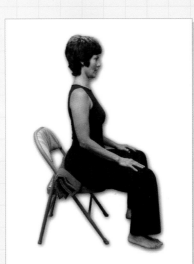

d. 讓脊椎舒適地堆疊。

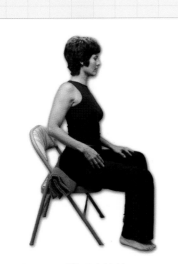

e. 雙肩分別做肩膀旋轉。

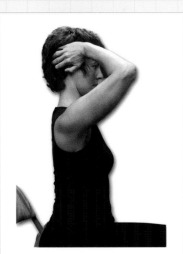

f. 拉長頸部。

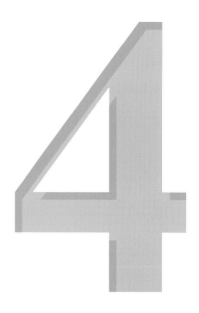

# 側躺伸展

## 側睡時伸展背部

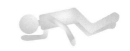

這名布吉納法索的男士正在他的工作椅上小憩，他用最少的設備，讓自己享受一段非常舒適的時光。他的雙膝彎曲、腹股溝柔軟、軀幹呈直線、頭部與脊椎對齊，僅管他枕著上臂當枕頭，肩膀並沒有因此前馱。

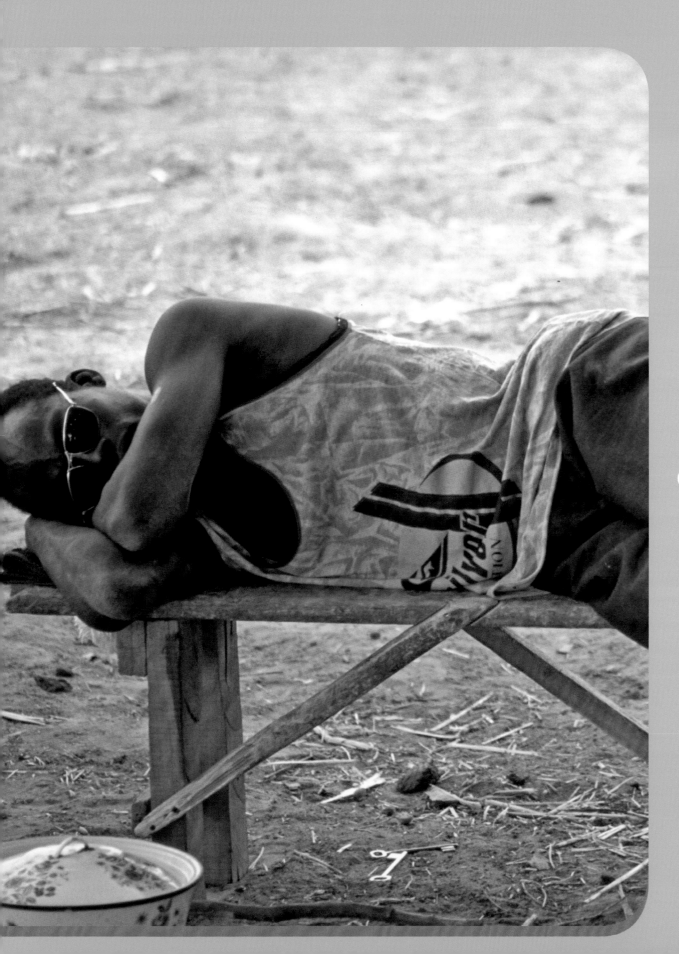

第 2 課學到健康的平躺方式，也知道如何溫和地牽引脊椎歸位；這一課將會學另一種健康、輕鬆並具治療效果的睡姿：側躺伸展。許多人為了減少睡眠呼吸中止症、打鼾、關節疼痛而被迫側睡，這麼做沒什麼不對。人類學研究指出，人類歷史上有許多祖先側睡的記載，側睡讓家族成員得以靠近彼此取暖，還有安全、節省地面空間等好處，現代許多人也習慣側睡（圖 4-1）。對人類來說，側睡是非常自然的方式，採用側睡的歷史已超過百萬年。

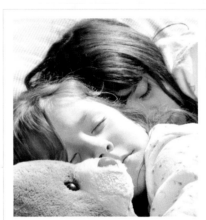

圖 4-1
側睡是世界各地常見的睡姿。

很多人側睡時都把自己當成胎兒，將脊椎捲成「C」形（圖 4-2a）。弓著身體的「C」形會壓迫椎間盤前傾的部位、壓迫椎間盤內的物質（髓核）、施加壓力在外表纖維（纖維外環），日復一日後，會造成椎間盤磨損（圖 4-2b）。這種向前弓的姿勢用於站姿或坐姿，就是造成椎間盤磨損退化的主要原因。

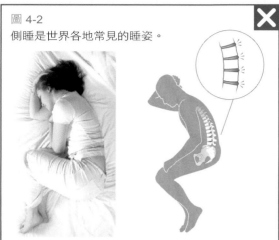

圖 4-2
側睡是世界各地常見的睡姿。

a. 常見的「嬰兒」側睡姿勢。

b. 這種隆起背部的弓形睡姿會壓迫椎間盤，若是坐或站也用這種姿勢，對椎間盤的壓迫會更大。

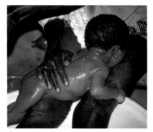
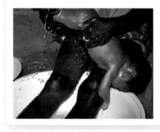

圖 4-3
a. 非洲新生嬰兒每日接受按摩來伸展脊椎。

b. 按摩儀式之一，就是把嬰兒頭下腳上的倒過來。

告別嬰兒睡姿吧！是伸展自己並拉長脊椎的時候了。在許多非洲國家，新生嬰兒每天都要接受按摩的特別照護以拉長脊椎（圖4-3a），這個按摩儀式還包括握住嬰兒腳踝，讓嬰兒頭下腳上來拉長脊椎（圖 4-3b）。當然了，我沒有足夠的資訊和經驗評論這種儀式。另一個常見問題是，側睡時腰背部前彎的凹背壞習慣（圖 4-4a），使得兩側豎脊肌持續緊繃、弱化椎間盤周邊的循環並壓迫椎間盤（圖 4-4b）。

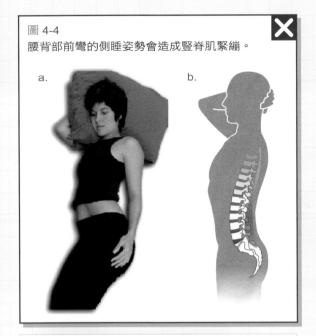

圖 4-4
腰背部前彎的側睡姿勢會造成豎脊肌緊繃。

a.　　　b.

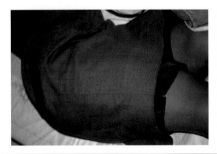

圖 4-5
腰薦骨的明顯弓形及伸展的脊椎是側躺伸展法的主要特色。

盆前傾的成效，而最立即的成效就是軟化腹股溝、改善腿部和足部循環，你會發現足部變得更溫暖，這是血液循環獲得改善的緣故。就算你平常習慣平躺，我仍鼓勵學習這課，萬一因故必需放棄平常習慣的睡姿，例如受傷、懷孕或其他原因時，多學習一個幫助睡眠的健康睡姿，就能派得上用場了。

**警告**

對有些人來說，本課會大幅度改變他們目前的姿勢，如果你屬於其中之一，那麼請慢慢地、溫和地做，一步步朝理想動作邁進，不要期待一次就達成。如果做這些動作反而讓你變得更加疼痛，請馬上停止，先做第 5 課，可以幫助你拉長脊椎，直到熟悉第 5 課後，再回來本課。若是你經醫生診斷確定或懷疑自己腰背部（L5-S1）椎間盤突出，千萬不要貿然過早的前傾你的骨盆，否則可能會讓椎間盤更痛（見第 89 頁，圖 3-10），馬上跳過這一課吧，第 1、第 2 和第 5 課會教你安全拉長脊椎的方法，讓你比較舒服，且能加速療癒椎間盤突出的病症。

本課將教你側躺時如何躺出腰薦骨的明顯弓型及拉長背部（圖 4-5），這個姿勢能幫助你促進椎間盤、神經根源及其他脊髓組織的健康。側躺伸展不只是舒適的躺姿，更具有自癒效果。這個自然的姿勢可以幫助脊椎區域的肌肉回復到正常基準長度、改善循環、促進自癒速度；在睡覺時順便拉長脊椎，可以從中獲得效益。

你在一開始可能會覺得新睡姿很奇怪，但身體很快就能適應，你也能享受放鬆舒適且自癒的睡眠。

側躺伸展是第 3 種能夠溫和牽引拉長背部好幾小時的方法，還能獲得第 1、第 2 課所描述的好處。另外，側躺伸展可以強化練習骨

## 側躺伸展的優點

- 幫助肌肉回歸正常的較長基準長度。
- 幫助椎間盤與脊神經根減壓。
- 促進循環改善、加速自癒功能。
- 改善睡眠品質。
- 幫助肌肉記憶前傾的骨盆和拉長的脊椎。

> 伸展躺法超級簡單，學習這個姿勢是我人生中重大的突破。
>
> 查爾斯・培根
> 美國地質探勘局資深地質研究員
> 加州門羅帕克

# 需要的設備

你需要準備的有：

- ✓ 一個或多個枕頭放在頭部下方。
- ✓ 可能需要 1 個枕頭或楔形靠枕放在雙膝間。
- ✓ 可能需要把毛巾捲起放在腰部下。

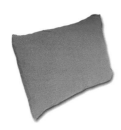

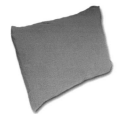

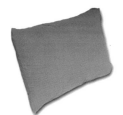

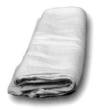

## ① 依照平時的習慣側躺

在伸手可及處多放些枕頭。

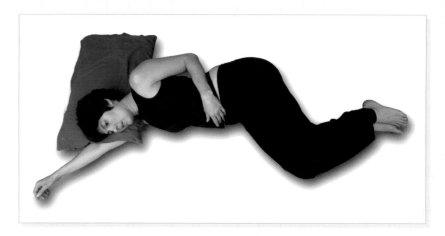

## ② 調整骨盆位置：把臀部抬高離開床面，骨盆前斜至前傾位置

你可能會感到臀部被向後推，以致於腹股溝處產生一道深入的皺褶，而這可能會造成腰背部前彎（凹背），不過沒關係，下個步驟會消除腰背部前彎的狀況。

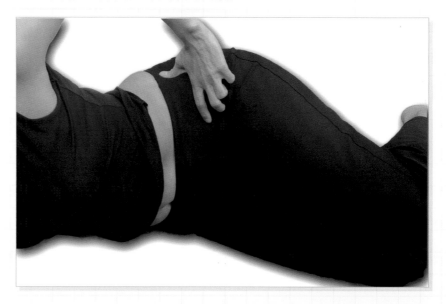

**3**
STEP

## 利用手臂當身體施力的支柱，抬高身體稍稍離開床面

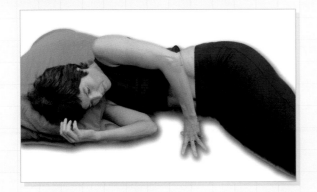

將臀部定位在床上，放鬆雙腿。用腹部肌肉適當使力來避免腰背部前彎。

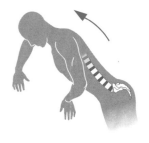

雙臂向下推，藉此拉長脊椎。

**4**
STEP

## 利用雙臂把上半身抬起推離下半身，藉此拉長腰背部

想獲得有效的伸展，推的方向很重要，你可以想像在胸腔處有根長桿，靠著長桿附近向上彎曲身子，讓腹部向後往脊椎處移動。

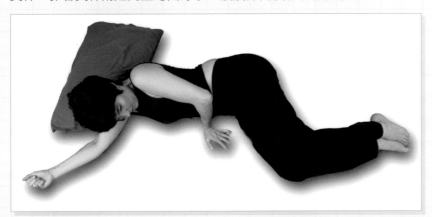

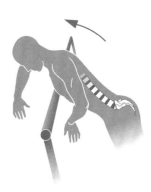

想像胸腔處有條橫桿，可以幫助你往對的方向推。

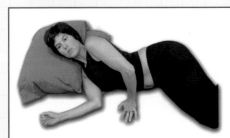

常見的錯誤：為了拉長背部而弓起背部。

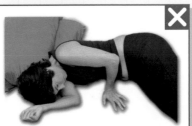

另一個常見錯誤則是拉長背部時縮攏骨盆。

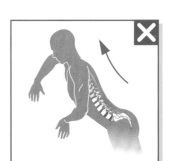

推錯方向可能會造成腰背部前彎。

## Z 字形

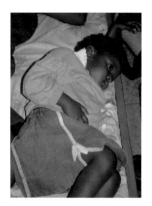

小女孩側身休息（布吉納法索）

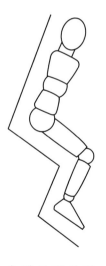

身體呈現平滑、約 120 度的 Z 字。

# 把已拉長的身體躺回床上

若是你將臀部固定在床上、拉長腰背部的動作正確的話，上半身躺回床上時，自然而然就會拉的比平時更長。

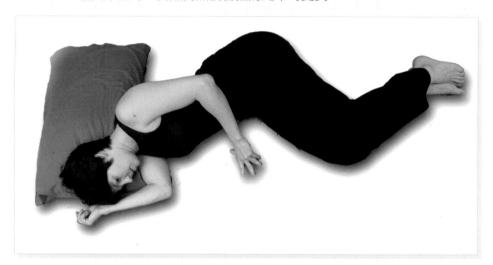

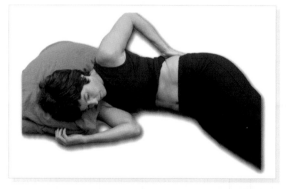

# 評估全身的姿態

理論上，你的下半身在腹股溝、膝蓋及腳踝處應該會形成平滑、約 120 度角的 Z 字形。

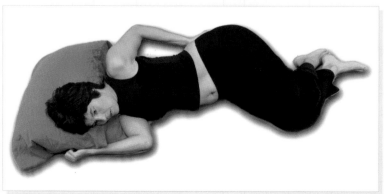

**必要時，
重新調整雙腿位置**

如果膝蓋抬得太高（接近胸腔），腿後肌可能會受到刺激，導致骨盆縮攏，因此要放低膝蓋讓骨盆前傾。如果雙腿伸的太直，受到刺激的可能變成腰大肌，這會導致腰背部前彎，此時增加膝蓋彎曲可以放鬆腰大肌、拉長腰椎。

**雙膝不應過高或過直**

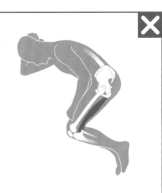

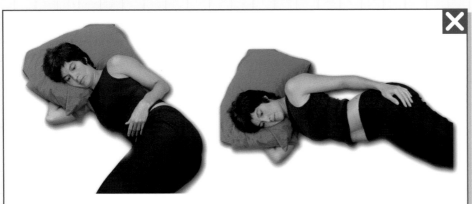

常見錯誤是：側躺時雙膝舉的太高。　　另一個常見的錯誤是：側躺時雙膝伸得太直。

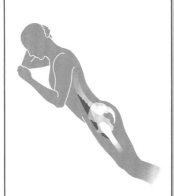

雙膝過高的話，腿後肌緊繃會造成骨盆縮攏。

雙腿伸太直的話，緊繃的腰肌會造成腰背部前彎。

**腰背部若呈圓弧形，把骨盆
稍微往前傾**

若要把骨盆前推，臀部稍稍抬高離開床面，手臂往後方捉住臀部，把臀部肌肉向後及向上拉來調整骨盆位置，再把臀部放回床面。這個動作可能讓你的腰背部肌肉變得緊繃，不過之後的動作可以放鬆腰背部肌肉。

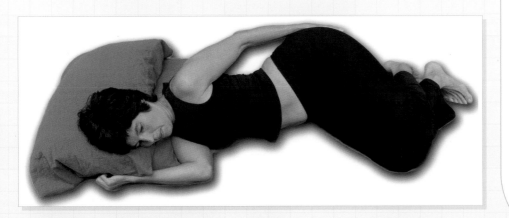

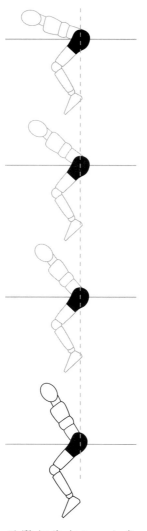

以臀部為中心，上半身從對角線位置開始慢慢向後轉動，有助於骨盆向前傾斜。

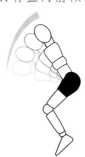

## 9 若是腰背部還是呈圓弧形，把骨盆再更往前傾

要做到這個姿勢，首先斜躺在床上，抬高下臀部離開床面，將骨盆前推往前傾，接著，將骨盆固定床上，利用雙臂慢慢把上半身向後移動。當你把上半身往後移動到和骨盆相對後方的位置時，這會讓骨盆保持較好的前傾位置。

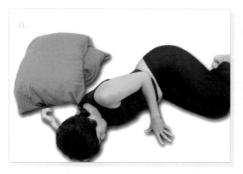

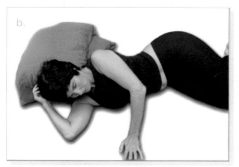

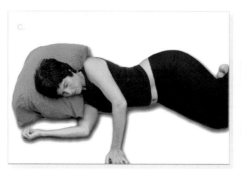

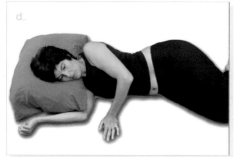

## 10 若是腰背部前彎，在保持骨盆前傾狀態下拉長腰背部

上臂從身體前方伸到背後，將手放在胸腔底部，用手指將皮膚向後、向上推，這個動作可以讓胸腔向前推，就像是以胸腔當定位來拉長腰背部。

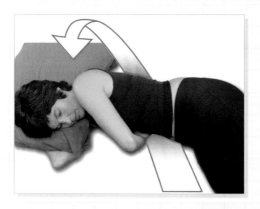

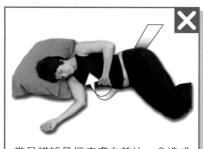

常見錯誤是把皮膚向前拉，會造成前彎。

**把頭放在枕頭上**

你也許需要一個或更多枕頭來調整肩膀的寬度。

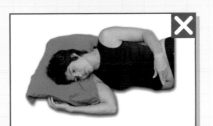

確保頭部沒有下垂，這會影響後續肩膀定位的動作。

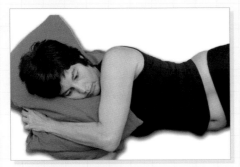

頭部比水平位置高

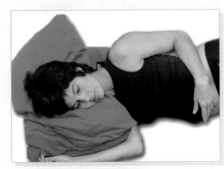

頭部與水平位置同高

**拉長頸部**

稍稍抬高頭部離開枕頭，頭部向後及向上滑動來拉長頸背。抓一撮頭骨底部的頭髮，溫柔地往頭頂方向向後及向上輕拉對你可能有幫助，做這個動作一定要溫和適中，輕微地伸展能讓你感到很舒服、幫助肌肉伸展和放鬆，突然或動作過大的伸展可能會造成肌肉緊繃和痙攣。

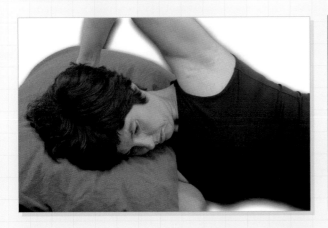

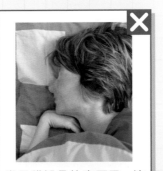

常見錯誤是抬高下巴，這動作會壓迫頸部（頸椎）。

### 頭部高於水平線的側躺伸展

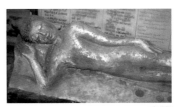

泰國

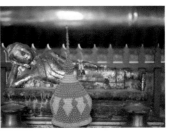

泰國

所有的臥佛頭部都稍微高過水平線，這姿勢真的特別有助於健康，因為這讓上斜方肌充分獲得放鬆，肩膀能因此獲得良好的姿勢定位。

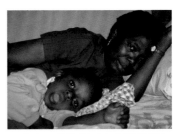

家人一起休息（布吉納法索）

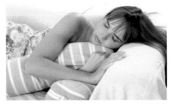

美國

## 上肩部不會前駝

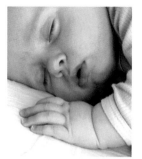

熟睡的小寶寶（美國）

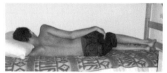

側躺的小男孩（美國）

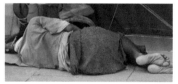

睡在街上的男子（印度）

肩膀回復到軀幹後方位置，有助於臂神經叢的功能恢復正常，可以確保手臂循環良好，同時能減少胸椎壓力，另外，睡眠時保持良好的肩膀位置，能幫助你的肩膀在生活中習慣於這個好位置。

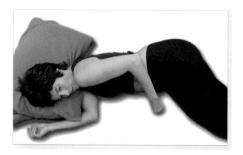

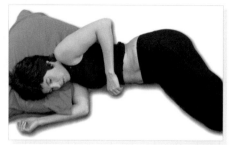

### （13）STEP 用上肩部做肩膀旋轉

上肩膀微微向前傾，接著稍微往頸部方向舉高，再慢慢向後方放下。

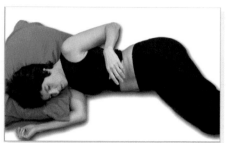

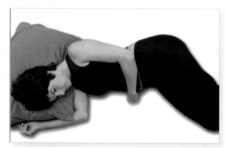

### （14）STEP 調整上方手臂位置

以下幾張圖示是健康的上手臂姿勢及定位，可以避免上肩部往前駝。

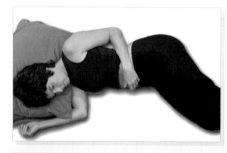

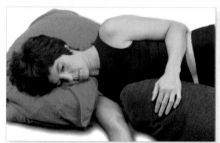

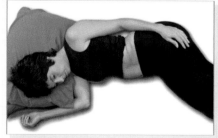

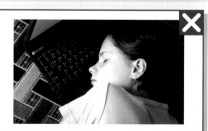

不要讓上肩部往前駝，這樣會壓迫上胸椎，將加速養成駝背的壞習慣。

## 15 找出側躺時讓下方手臂舒適擺放的位置

STEP

側躺時試著把下方手臂擺放在身體前方、後方或枕頭下方的頭部位置。

側躺時身體下方的手臂擺放以方便為主

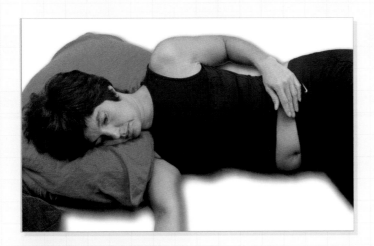

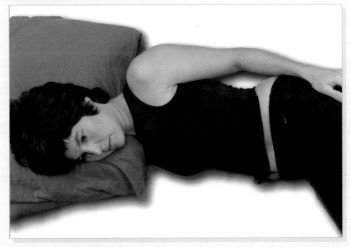

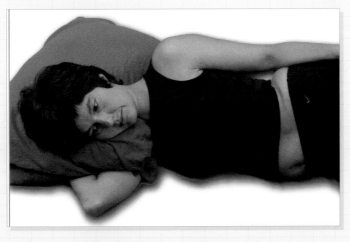

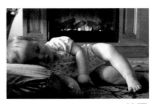

美國

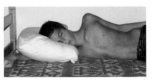

美國

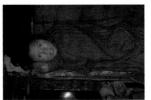

泰國

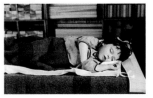

美國

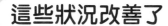
## 這些狀況改善了

和躺姿伸展一樣，側躺伸展一開始可能會讓你覺得怪異，但你很快就能輕鬆地適應這個姿勢，並且發現這個姿勢非常舒適。側躺伸展和躺姿伸展的效益一樣：改善循環、減輕椎間盤及神經的壓迫，這些都讓身體更舒適、身體各種功能和健康更加改善。

你會發現自己的呼吸模式改變了，伸展腹部的肌肉會阻礙腹式呼吸，進而提高胸腔律動、降低腹腔律動，假以時日，肺活量會增加，肋骨架構會更正常化。不管是側躺伸展或躺姿伸展，做得越多背部就會獲得更多伸展，身高因此拉長，之後就算沒有做這些導引動作，身體也會感到舒適。

## 遇到這些問題時⋯

### 無法入睡

剛開始採用這個姿勢時，可能要先訓練才有辦法適應。試著做呼吸冥想或進行全身掃描（body scan，可參閱附錄1），若還是睡不著，就回到原來習慣的姿勢以便入睡，每天試著做一點點，有天晚上你將會輕鬆以側躺伸展姿勢入眠，因為這個姿勢讓身體舒適、無痛，你的身體在不知不覺中受到吸引，就算睡著了也會改採這個健康的姿勢。

### 身體並沒有整夜都使用這個姿勢

這點倒是不用擔心。睡眠時變換姿勢很正常，如果一開始入睡時是採用拉長背部的姿勢，整晚都可以從中享受它帶來的好處：背肌保持拉長、改善身體循環和神經功能、補充椎間盤水分。

### 這個姿勢讓你不舒服

拉長脊椎並讓骨盆前傾的技巧不好學，請跟著指示步驟從頭再做一次，重複所有動作，讓自己更熟悉各個步驟，掌握箇中技巧。你需要讓脊椎恢復更完美的位置（沒有側彎、前凹），也許是因為最近背部受傷或腰部過度窄於臀部。如果躺下來時背部是健康且伸展的，腰部只有一點點下凹或扭轉並不會造成任何問題，然而若是椎間盤受到壓迫，額外的壓力就會迫使腰部下凹處或扭轉處感到不適，試試以下幾個方法：

- 在腰與床之間放個小枕頭或毛巾捲（圖4-6），若是你的臀部比腰部大很多，這麼做可以減少腰部下陷，持續這麼做直到背部正常。
- 在雙膝或大腿間放個枕頭（圖4-7），可以減少背部扭曲，背部扭曲會造成臀部比雙膝寬，持續這個做法直到背部恢復正常。

圖 4-6

脊椎下陷會造成窄腰寬臀，在腰下放個小毛巾捲就可以補救了。

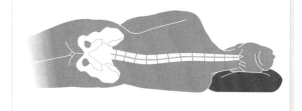

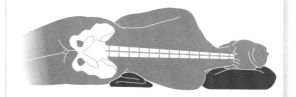

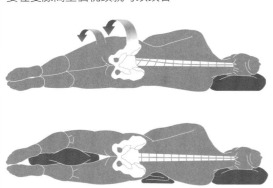

圖 4-7
側躺時的脊椎扭轉會造成雙膝寬度較臀部窄，只要在雙膝間墊個枕頭就可以改善。

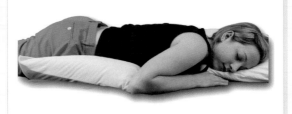

圖 4-9
加個枕頭在腰腹部減少腰背部前彎。

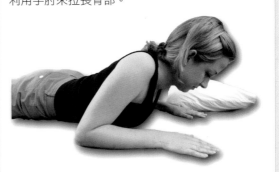

圖 4-10
利用手肘來拉長背部。

## 補充你的常識

### 趴睡

趴睡雖然是常見的睡姿，但趴睡確實會衍生一些問題。首先，一般的枕頭會讓脖子凹折近 90 度角，因而壓迫頸部或甚至造成傷害，如果想要健康的趴睡姿勢，就要注意枕頭擺放的位置，才能減少頸部凹折，例如，只將頭的後半部放在枕頭上，讓臉部得以朝下（圖 4-8）；另外，許多人臉朝下趴睡時容易產生腰背部前彎的問題，這時可以在腹部墊個小枕頭來減少前彎（圖 4-9）；趴睡前，你也可以撐起手肘協助拉長脊椎再慢慢趴下（圖 4-10）；有些幼童會以臉部朝下的蜷伏狀趴著睡覺（圖 4-11）。

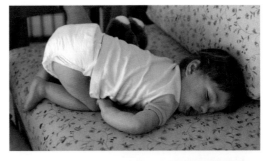

圖 4-11
幼童身軀有足夠柔軟度可以舒適地趴睡，他們有時會有些出人意表的動作來保持背部的挺直。

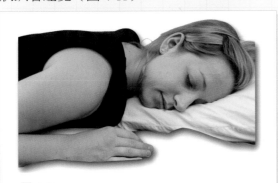

圖 4-8
調整枕頭位置減少頸部緊繃。

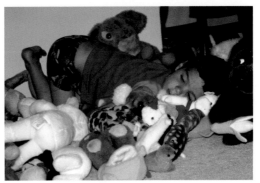

## 雙腿如何擺放

側躺時伸直下方的腿、彎曲上方腿部的膝蓋、扭曲脊椎,把上方的膝蓋放在床上,這是許多側睡者認為最為舒服的姿勢(圖4-12),但若是椎間盤受到壓迫,扭曲脊椎是危險的,此時如果可以在彎曲的膝蓋下方墊個枕頭,就可以協助拉長脊椎,導正這個姿勢所帶來的潛在威脅(圖4-13)。

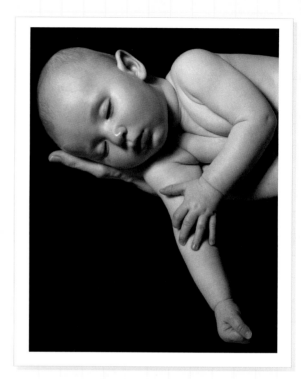

圖 4-12

這個常見的側睡姿勢對拉長的背部來說是健康的,但對受壓迫的背部來說則是不健康的。

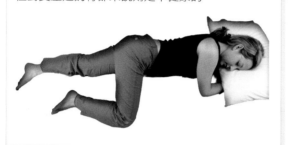

圖 4-13

在身體下方放枕頭可以減少身體的扭曲、保護脊椎。

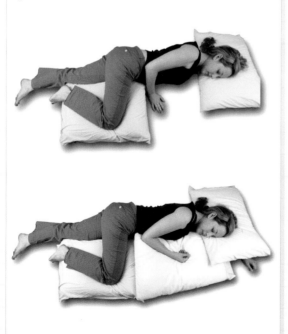

## 重點複習

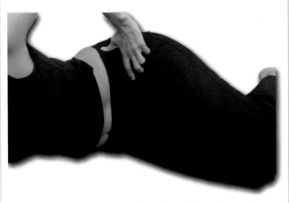

a. 前傾骨盆：將臀部向後推，雙膝彎曲約 120 度，
　 呈 Z 字形。

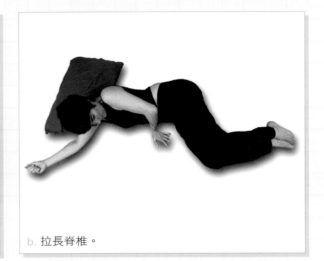

b. 拉長脊椎。

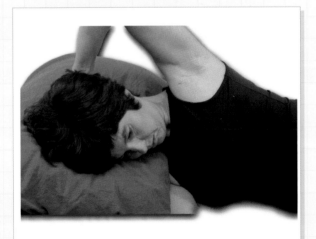

c. 拉長脖子躺在枕頭上。

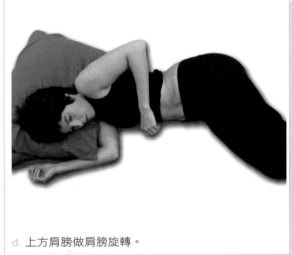

d. 上方肩膀做肩膀旋轉。

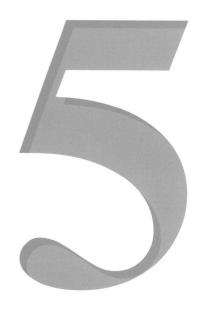

# 5

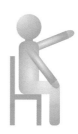

# 使用人體內建護腰

## 利用身體肌肉保護並拉長脊椎

我兒子伸手拿玩具的姿勢。他的腹部肌肉也參與了這個動作，幫助軀幹延展，讓他能拿到玩具。他的背部沒有前彎，頭部跟著轉動，眼睛和身體維持在同一個垂直平面上。

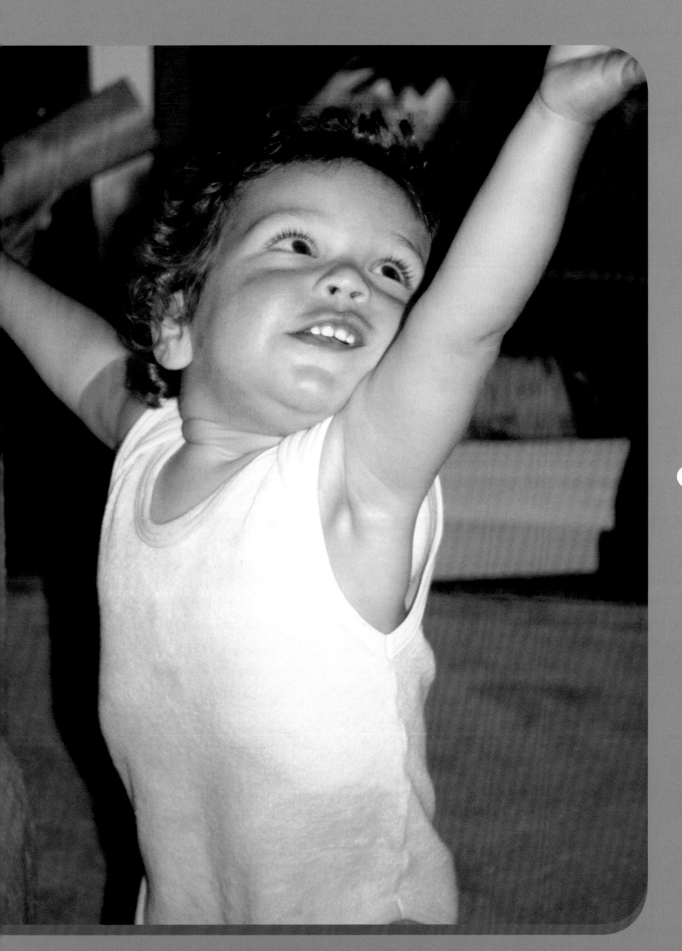

到目前為止的課程，你應該已經學到有效拉長並保護脊椎的方法。

✓ 利用外物，如靠背或床來牽引導正脊椎。

✓ 調整骨盆位置讓椎骨得以端正堆疊，使得周邊肌肉不致緊繃或緊縮。

✓ 調整呼吸律動，放鬆脊椎周邊肌肉，可以進一步調整每次的吸氣，讓脊椎跟著拉長。

本課會進一步教導更有效的拉長脊椎技巧，讓你隨時都能運用這個技巧，為拉長後的脊椎提供更強而有力的支撐。這個技巧包括**收緊腹部和背部特定區塊肌肉，將它們做成人體的「內建護腰」**，收緊肌肉的動作可以讓身軀變得更緊實、更高，更能因此延長脊椎（圖5-1）。

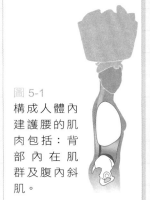

圖 5-1

構成人體內建護腰的肌肉包括：背部內在肌群及腹內斜肌。

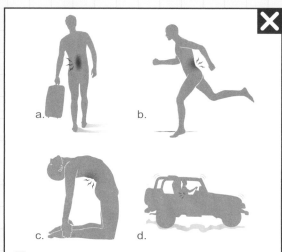

圖 5-2

運動時若沒有善用人體內建護腰，可能會造成傷害。

人體內建護腰相當重要，特別是在某些椎間盤受到刺激的情況下，例如：

✓ 提著沉重的背包、手提箱或是其他物品時（圖5-2a）。

✓ 跑步、慢跑或其他高衝擊的有氧運動（圖5-2b）。

✓ 從事各類運動：網球、排球、籃球或游泳。

✓ 瑜伽動作包括扭轉、側彎或後彎（圖5-2c）。

✓ 舞蹈動作像是衝擊、脊椎扭轉或彎曲。

✓ 搭乘避震效果極差的車輛行駛在顛簸崎嶇道路上、騎越野車或在波濤洶湧大海上航行（圖5-2d）。

印度或非洲婦女把重物頂在頭頂上時（圖5-3），若是被動承受重量，會造成椎間盤

圖 5-3

這些地區的婦女把重物頂在頭頂時，主動積極地使用人體內建護腰來延展保護脊椎。

布吉納法索　　　　　印度

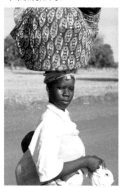
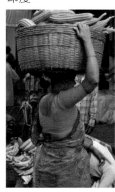

布吉納法索　　　　　布吉納法索

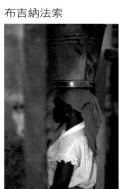
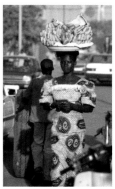

受壓迫，相反地，她們主動善用人體內建護腰，使身軀更苗條、脊椎更長，這個技巧得以保護椎間盤，免於承受物品重量帶來的傷害；婦女們在擔負重物一段時間後，會不定時伸直雙臂、把重物高舉過頭（圖 5-4），這個動作能幫助拉長背部肌肉，重新調整人體的內建護腰。

根據醫學文獻記載，在某些特定族群，像是中印度的俾爾部落，50 歲長者的椎間盤看起來和 20 歲年輕人相差不遠（圖 5-5），可能是因為他們懂得適時適當的經常運用人體內建護腰肌肉，這些族群居民就算年紀增長，也幾乎不會出現椎間盤退化的問題；另一方面，在我們的文化中，到 50 歲會出現椎間盤退化被視為正常現象，如果能像俾爾部落一樣，用肌肉來保護椎間盤，就能避免將椎間盤惡化的傷害誤認為是正常現象。

高克蕾法和一般方法相同，都強調要運用和強化腹部肌肉，然而在我們的文化中，當使用腹部肌肉時，都慣於一次使用所有

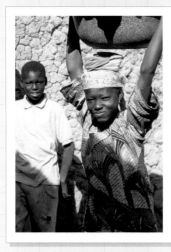

圖 5-4
以頭部頂重物的人，在過程中常會不定時伸直雙手來拉長背部肌肉，重新調整人體內建護腰。

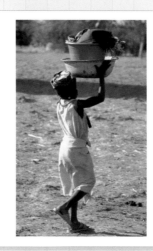

把洗衣籃頂在頭上
（布吉納法索）

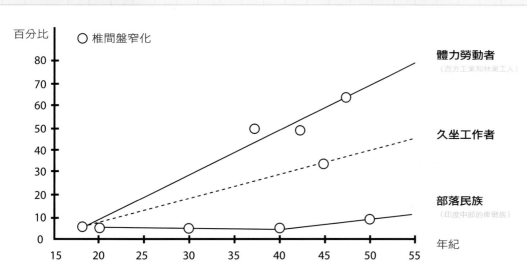

圖 5-4

本圖說明 3 種不同族群隨年紀增長的椎間盤窄化極大差距。印度中部的俾爾族少有椎間盤窄化情形，久坐工作者較多，而西方工業及林業工作者則有高度的椎間盤窄化。

腹部肌肉，這會造成骨盆縮攏、肩膀前垂（圖5-6a），結果造就了不健康的姿勢（圖5-6b）。

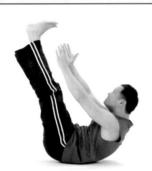

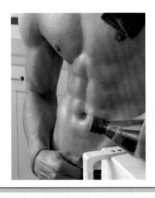

圖 5-6
a. 許多常見的腹部運動會讓骨盆縮攏、肩膀圓潤下垂。

b. 傳統鍛鍊腹部的運動可能會造成長期不健康的姿勢。

本課將教你如何把腹斜肌和腹橫肌從腹直肌中鍛鍊獨立出來，藉此拉長並支撐脊椎使它不扭曲。學這個技巧有點挑戰，特別是對某些受過專業訓練的運動員來說，因為要克服根深蒂固的習慣，學習運用不同的腹部肌肉，是需要一段時間。

拉長肌肉並維持下去的最好方式就是每天練習。開始學習使用腹部肌肉成為人體內建護腰時，試著1天練習20次，1次維持1分鐘，這樣可以幫助建立新的行為模式和肌肉強度，也能定時拉長背部肌肉（豎直肌）、幫椎間盤減壓。當新的行為模式開始融入日常生活後，你會發現，一般認為對背部有害的運動，反而對人體內建護腰肌肉是個健康的挑戰。

# 使用人體內建護腰的優點

✔ 比其他伸長脊椎的技巧都來得更可靠、更有力。

✔ 萬一受傷，能有助於穩固脊椎。

✔ 在各種壓迫、衝擊或扭曲的活動中，可以保護脊椎。

✔ 在增強手臂及雙腿活動力量時，能提供穩固的支撐。

✔ 改善身體的健康及外觀。

遇到高克蕾前，我早就放棄治癒的希望。各種程度不同的嚴重背傷讓我疼痛不斷。多年來，我向多位醫生和物理治療師求助過，注射多次可體松，幾乎試過所有處方消炎藥，為了遏止背痛和避免手術，我忍受各種痛楚的診斷和治療的過程，我以為自己早已試過各種能試的方法，但事實上並沒有。我信任的朋友們不約而同向我推薦保證高克蕾，於是我決定向她求助。

起初，我實在很討厭她的建議，要我改變原本忠實遵循的物理訓練及居家運動規則，讓我感到被出賣和背叛，然而，高克蕾還是慢慢地教我重新學習坐姿、站姿、走姿，甚至是睡姿。

最後，我的症狀不知不覺中都改善了，在高克蕾引導下，我找到新的生活方式，朋友們不斷說我看起來棒極了，高克蕾，謝謝妳，把我從疼痛中解放出來，讓我重新認識自己的身體。

派蒂·弗萊，加州門羅帕克

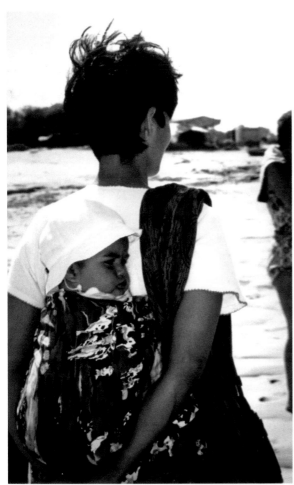

把小孩揹在身後的非洲方式

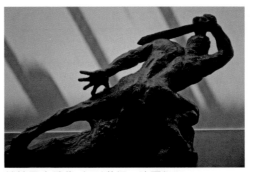

競技勇士雕像（19 世紀，法國）

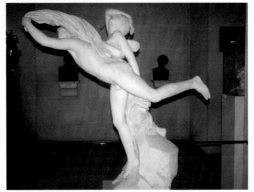

瑜伽般的奇幻姿勢（19 世紀，法國）

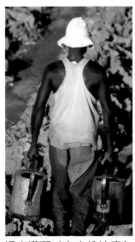

提水灌溉（布吉納法索）

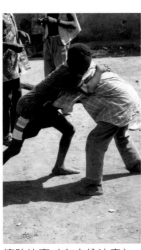

摔跤比賽（布吉納法索）

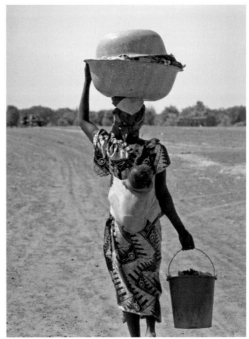

帶著嬰兒、水桶、浴缸（布吉納法索）

## 需要的設備

你需要準備：

✔ 全身鏡。
✔ 椅墊穩固的椅子。
✔ 楔形靠枕。

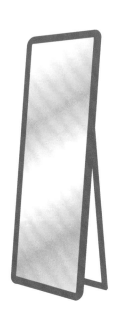

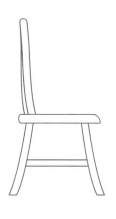

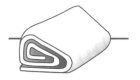

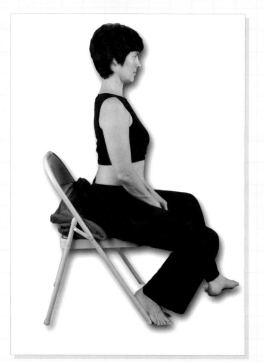

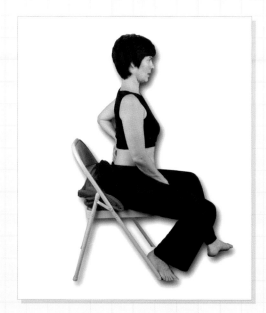

### ① 以堆疊坐法側面面對鏡子

開始使用你的人體內建護腰前，先坐出端正坐姿是很重要的。

### ② 把左手手指放在脊柱溝來感受它

用輕柔的觸碰來感受整個腰背部。理論上，你應該會有平順的脊柱溝（見第 93 頁及 149 頁）。

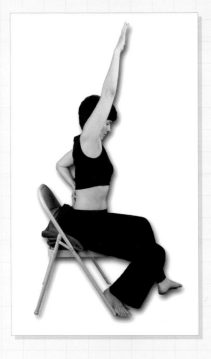

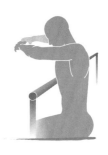

# 3
**STEP**

## 右手上舉稍稍向前伸，想像你要伸到很高的衣櫃頂部

試著找出合適的伸展方向，這個方向會讓你伸展背部而不是伸展前半身。用指尖感受身體做出的回應，保持脊柱溝的曲度，想像自己正伸手向上，越過一根橫在胸腔的橫桿。

想像胸腔前有根橫桿，高舉雙手越過橫桿，可以幫助人體內建護腰肌肉正確參與伸展運動。

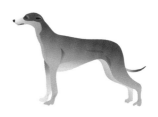

格雷伊獵犬精瘦的腹部圖像，幫助你想像人體內建護腰的模樣。

# 4
**STEP**

## 左臂向上伸，保持雙臂平行，往上伸得越遠越好

感受腹部肌肉的動作，讓腹部肌肉參與伸展動作，你會感到腹部肌肉比平常更緊實，胸腔輪廓像格雷伊獵犬（灰狗）一樣。

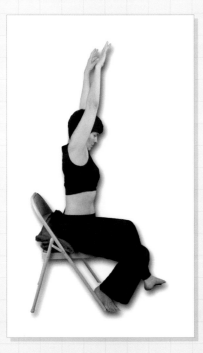

**雙手高舉向上時，運用人體內建護腰的範例**

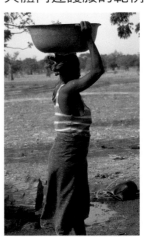

布吉納法索

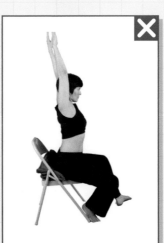

常見的錯誤是，雙手上舉時造成背部前彎。

**善用人體內建護腰來保護脊椎結構的範例**

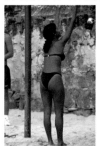

準備拉單桿（巴西）

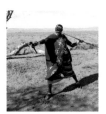

用長矛狩獵（坦尚尼亞）

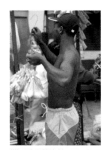

攤販懸掛物品（巴西）

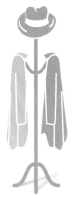

衣帽架的圖像能幫助你想像，如何維持身體穩定同時放鬆肩膀與雙臂。

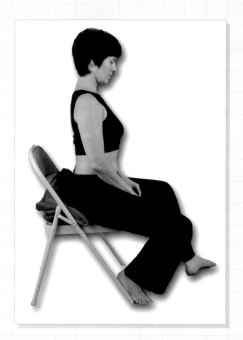

## 5 STEP

## 慢慢地放鬆雙臂和雙肩

這個動作的目地在於讓雙臂和雙肩放鬆後，腹部肌肉仍然保持上個步驟建構出來的支撐力。

## 6 STEP 站立時重複 2 ～ 5 的步驟

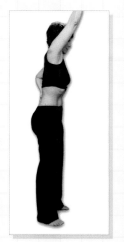
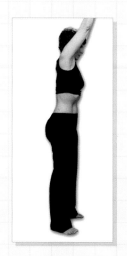
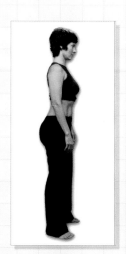

站立時，就和上面說明的動作一樣，小心地拉長背部，而不是讓背部拱起或變圓。要讓腹內肌肉獨立出來並不簡單，你可能會和一般初學者一樣，在放鬆肩膀和雙臂時，腹部肌肉也跟著放鬆，此時你必需更謹慎地重做一次，想像自己是個衣帽架，脊椎是衣帽架那根堅固高大的中央支架，肩胛帶則是掛勾。

**在做任何動作時，練習維持住這個人體內建護腰**

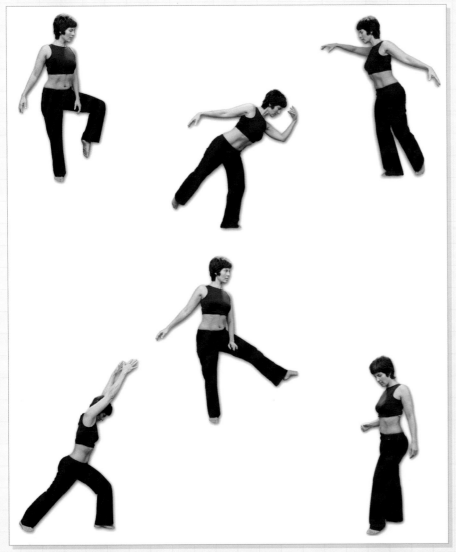

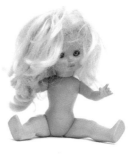

想像自己是個木偶或牽線木偶，四肢能自由動作，而身軀固定。

**軀幹保持高挺穩定、四肢活動的範例**

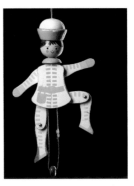

你可能會覺得自己有點像個牽線木偶，四肢可以隨意動作，而身軀卻相對保持靜止和穩定。

**持續練習放鬆和訓練你的人體內建護腰肌肉**

不斷的練習，最後應該不用再借助雙臂就能完成這個技巧，你的身體很快就能學會在需要時自動使用它。

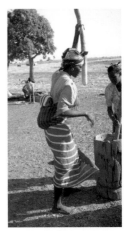

磨小米（布吉納法索）

## 善用人體內建護腰的範例

幼童快樂地活動
（巴西）

工作中的勞動者
（巴西）

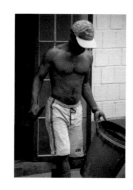

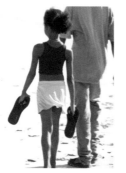

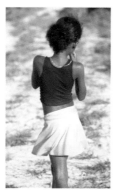

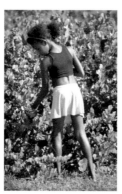

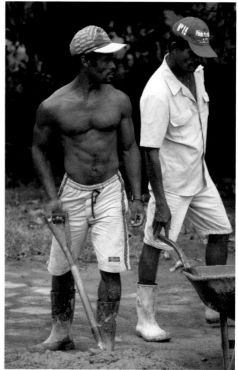

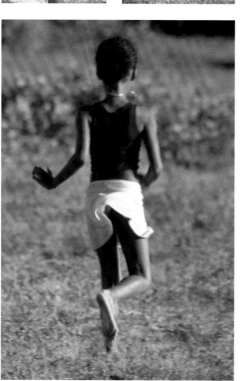

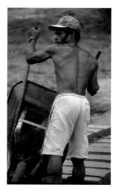

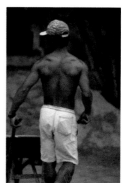

練習卡波耶拉（巴西戰舞），一種挑戰度極高的武術（巴西）。

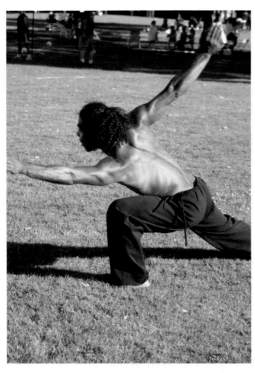

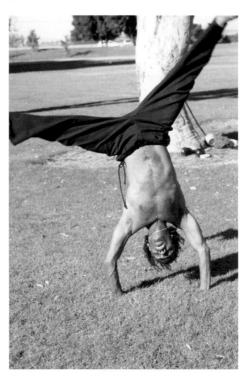

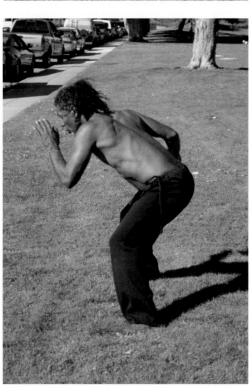

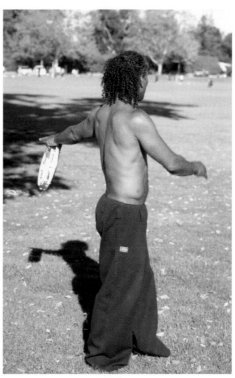

## 這些狀況改善了

學習使用人體內建護腰並不簡單，因為你的腹部肌肉可能不夠強壯，可能不習慣把肌肉獨立出來，而你的背部長肌肉（豎脊肌）也可能會抗拒這個姿勢。但經由練習，腹部的人體內建護腰肌肉會變強壯、背長肌會更靈活，自然就能更容易維持這個姿勢，也將不再需要雙臂的協助就能運用你的人體內建護腰。一旦開始在日常活動中使用腹部肌肉，它們很快就會變緊實，之後就算肌肉沒有收縮，也能看到腹部線條。

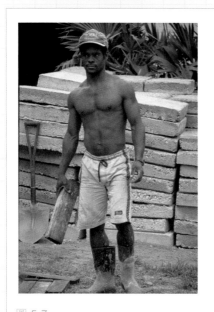

圖 5-7
這名工人正處於放鬆狀態，但腹部肌肉線條輪廓仍顯而易見（巴西）。

## 遇到這些問題時…

### 腰背部前彎

學習拉長軀幹時，腰背部前彎是常犯的錯誤（見第 133 頁）。開始學習拉長背部時，用手指感受脊椎溝能幫助避免這種狀況，若想讓腹部肌肉變強壯，可參考附錄 1，應該可以找到合適的運動。建議可定期做那些運動，直到腹部肌肉變強壯為止。

### 呼吸困難

若你習慣用腹部呼吸而不是用胸腔呼吸，懂得使用人體內建護腰後，可能會覺得深呼吸變得困難，因為腹部肌肉已經成為你的內建護腰，變得緊實的腹部肌肉會抵抗吸氣造成的腹部擴張。而肋骨周邊肌肉（肋間）可能因為過去缺乏運動變得相當僵硬，導致它會抵抗吸氣時產生的胸腔擴張，原本輕而易舉的吸氣動作因此受阻。你可以多做幾個深呼吸，強迫舒展肋間肌肉，幫助呼吸，很快就能在使用人體內建護腰時也可輕鬆做深呼吸。

## 補充你的常識

### 藉由收縮來拉長肌肉

你也許會問，如何藉由收縮肌肉來拉長肌肉，答案可從兩方面來看。首先，收縮可以讓腹部肌肉變更窄，畢竟腹部肌肉本來就有固定分量，將它由圓矮型的圓柱體轉變成高瘦的圓柱體（圖 5-8），腹部一定會拉長，脊椎也會因此跟著拉長，椎骨間距獲得放鬆，椎間盤得以減壓，腰背部能獲得支撐力。就和搬運重物的人穿著護腰一樣，只是你穿的是自身肌肉做成的護腰。

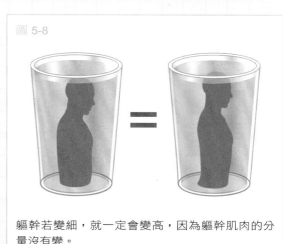

圖 5-8
軀幹若變細，就一定會變高，因為軀幹肌肉的分量沒有變。

其次，某些特殊肌肉屬於幾何結構，因此當肌肉收縮時有助拉長脊椎，例如，當頸椎前方的頸長肌收縮時，會迫使頸椎曲線拉直，因而拉長了頸椎（圖 5-9）。背部最深層的肌肉（旋轉肌）是更複雜的幾何結構，若只使用單邊（就是只使用一邊脊椎），旋轉肌就會帶著脊椎旋動，若同時使用雙邊，旋轉肌群便可以拉長脊椎，這動作很難想像，但從肌電圖研究可以發現，旋轉肌群確實參與拉長脊椎的動作。

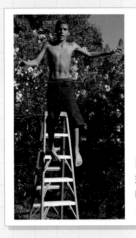

圖 5-10
遇到像是跳躍的高度壓力時，身體會自動緊縮並喚出人體內建護腰。

面對普通壓力時，大多數人缺乏喚醒保護機制的直覺反應，因此對脊椎結構的傷害日積月累，在我們的文化中，認為這種傷害是隨年紀增長的自然現象，不過如果懂得在這種情況下使用人體內建護腰，就可以保護背部免於傷害，同時還可以鍛鍊腹部肌肉。

### 雙手高舉過頭

指導腰背痛病患的傳統方法之一，就是要他們避免雙手高舉過頭的動作，比如從高架上拿玻璃杯或把行李放在頭頂架上，如果粗心大意，這確實會是危險動作，不過藉由胸腔的定位（見附錄 1）及運用人體內建護腰，就能享受強化腹部肌肉帶來的附加價值：安全無虞地把雙手高舉過頭（圖 5-11）。

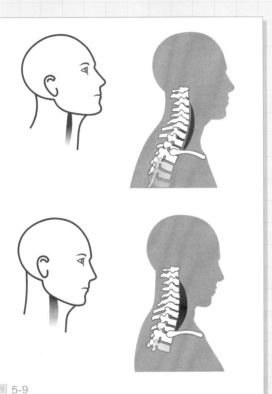

圖 5-9
頸長肌覆蓋在脖子（頸椎）前面（前端），收縮時脖子會變直，因而拉長頸椎。

### 跳躍和壓力

雖然使用人體內建護腰看起來是種不自然的行為，但事實上，當身體承受極大壓力時，脊椎會自動使用它，例如從高處往下跳，身體會本能地緊繃你的人體內建護腰來保護脊椎（圖 5-10）。

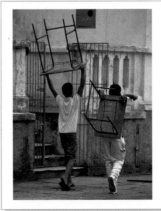

圖 5-11
雙手高舉對於建構人體內建護腰肌肉很有幫助。

### 保護頸部

就像人體內建護腰能保護脆弱腰椎一樣，運用頸長肌可以保護脆弱的頸椎，傳統部落人們在用頭頂重物時就是這麼做。你可以放個柔軟輕量的物品在頭頂來學習這個技巧，例如摺疊的毛巾（160 頁，圖 6-14a）。常見的錯誤就是把物品放的太前面，迫使下巴抬高壓迫頸椎（160 頁，圖 6-14）。想像這物品很重，主動把頭向上頂來抗衡重物的力量（160 頁，圖 6-14b），推回去的動作務必要溫和，而且只需幾秒鐘就好。

### 利用外部護腰

許多人認為護腰不舒服又不健康，事實上，不少緊身胸衣都是用來保護並支撐背部，例如 18 世紀使用的（圖 5-12）。在維多利亞時代，不少緊身胸衣的發展變得很極端、不利於健康（圖 5-13）。適度的緊身衣仍然是有助於健康的，例如扛重物者常穿著護腰，常需提重物者也如此（圖 5-14）。醫藥專家也會要求背痛患者穿護腰來矯正扭曲或保護受傷的組織，不少醫療用品店都能買到簡單的護腰，對受傷者很有幫助。

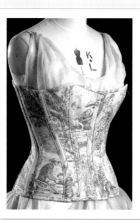

圖 5-12
這件早期的緊身胸衣適中又健康。

不管是人體內建的或外穿的護腰，許多人擔心會失去身體靈活度和脊椎健康。蘇丹南部丁卡族的年輕人會穿著堅硬材質、肋狀紋路的胸甲來彰顯社會地位（圖 5-15），他們 24 小時穿著，唯一脫下的方法就是剪掉，而脫下的唯一原因就是需要大一點的尺寸，這件胸

甲彈性很差、無法延展，讓脊椎無法側彎或扭轉，丁卡族人完美的體格就是最好的證據，證實脊椎的低活動量是維持良好肌骨健康的要素。

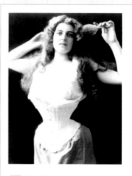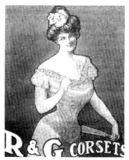

圖 5-13
維多利亞時代（19 世紀）有些緊身胸衣設計極端、損害健康。

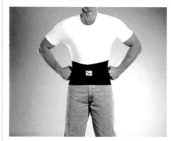

圖 5-14
現代護腰能為重度體力勞動者提供支撐，避免傷害。

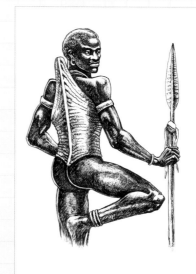

圖 5-15
蘇丹丁卡族的胸甲，總是 24 小時穿著，他們的 L5-S1 椎骨區呈現正常的曲度。

丁卡族的胸甲在 L5-S1 椎間盤的位置就收住了。比較丁卡族的胸甲和現代廣泛使用的護具、器材是有趣的事。我的臨床經驗中，許多需要腰椎護具的病患，使用能讓骨盆自由活動並前傾的護具效果比較好，但不幸的是，許多醫療器材像是 TLSO 體套式護具（圖5-16），不只限制骨盆活動，還讓骨盆後傾，根據醫學文獻，TLSO 護具未獲證明有任何實質功效。

有個值得一提的案例：13 歲起接受我的治療的病患 K。K 患有脊柱後側彎，是一種脊椎畸形症，脊椎同時有嚴重駝背及嚴重側彎。她父親是內科醫師，非常積極安排女兒接受醫療照護，然而經過 7 個月的物理治療、每天穿戴 2 件特製 TLSO 護具 20 個小時，全都沒有成效，外科醫生建議動手術，但家人不願意。我教 K 如何坐、躺、站、彎身及走路，就是本書介紹的技巧，讓她重新建立骨盆前傾。髖關節彎身法是她特別學習的重點，而她從姿勢改變中獲得的舒適感是最立即的回饋，日漸改善的體姿則是推動她持續學習的最強動機。2 個月後，她的外表徹底

改變（圖 5-17），不再有人和她提起手術、護具、物理治療或其他任何治療。K 現就讀大學，美麗的臉龐及優雅的體態不斷讓他人感到驚艷。

圖 5-17

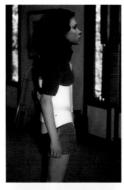
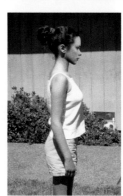
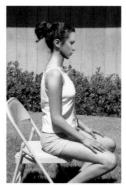
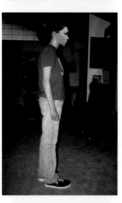
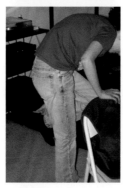
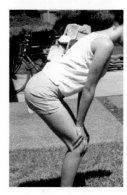

病患 K（13 歲，試圖隱藏自己）穿戴 TLSO 護具，但並沒有獲得滿意結果。

經過 3 個月訓練，K 的外表及長相都有明顯改善（注意第 2 張圖有些輕微前彎，但之後她已矯正）。

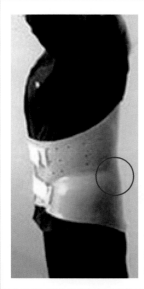

圖 5-16
TLSO 護具用於兒童脊柱側彎的案例，L5-S1 椎間盤區被扁平化。

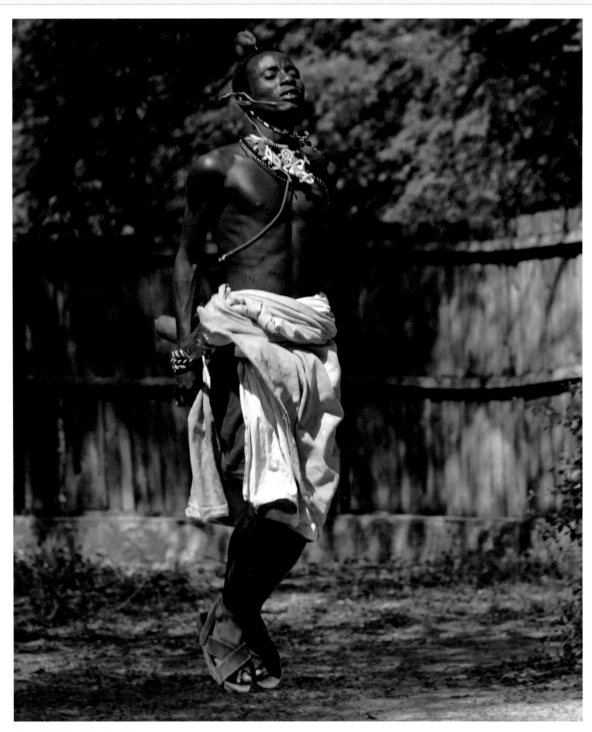

山布魯族人跳躍（肯亞）

## 重點複習

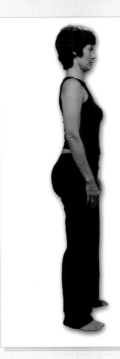

a. 先擺好健康的堆疊坐法或站姿。

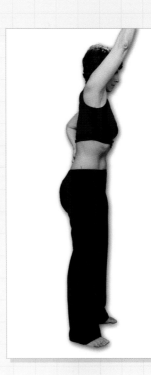

b. 用手指感受脊柱溝狀況，另一隻手高舉過頭。

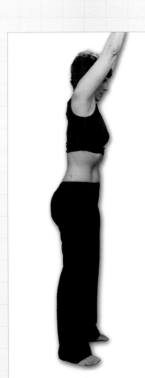

c. 雙手高舉過頭

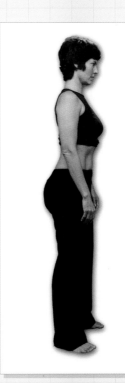

d. 放下雙臂但維持你的人體內建護腰。

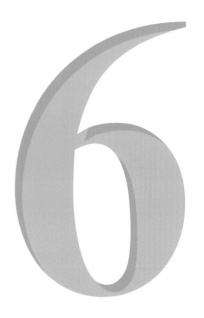

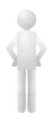

# 高聳站立

## 堆疊骨骼

當我觀察這名布吉納法索的婦女時,她正在瓦希古亞城附近的水井汲水,她的脊椎堆疊在雙腿之上、骨盆前傾(薦骨角度向後),背部和頸部又長又直,全身重量幾乎主要集中在腳跟,雖然雙臂往前伸到身體前面,但肩膀位置並沒有錯向前移,手上握著汲水繩,手腕位置仍正確對齊。

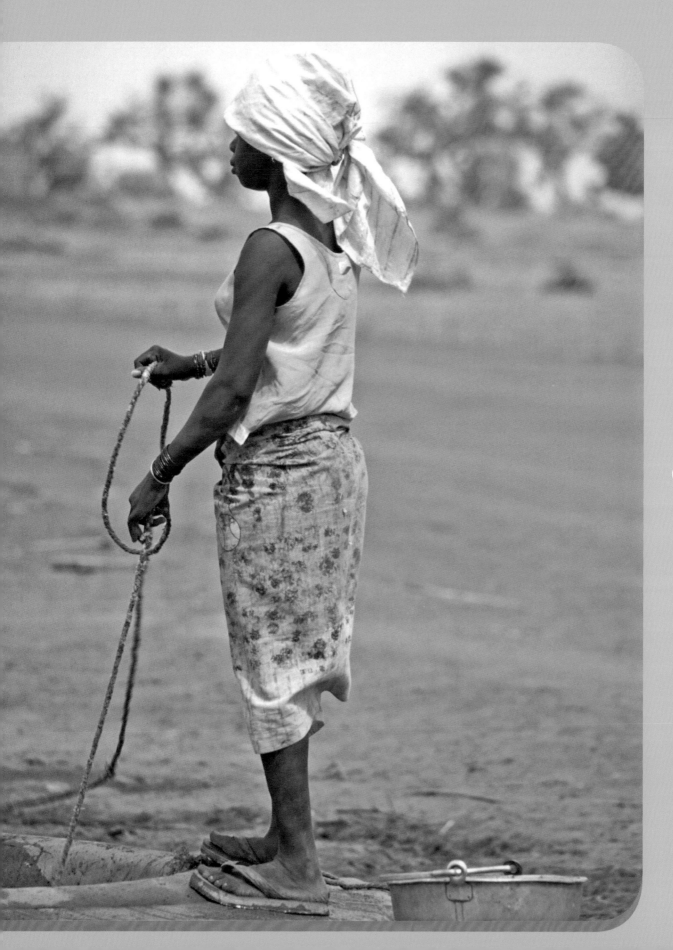

許多人都有久站不適的問題，去逛博物館就背痛，參加舞會就腳痛，還有不少人的工作得整天站立，有人則是長時間站立不動，例如印紐特的海豹獵人。學會高聳站姿法後，長時間站立也不會感到煩躁不安或不舒適，就像健康的坐姿一樣，健康的站姿也需要讓骨盆前傾、堆疊脊椎骨、臀部要和承受身體大部分重量的腳跟對齊，雙膝和腹股溝保持柔軟（圖 6-1），這樣的姿勢能促進腳部血液循環，讓站立變成舒適放鬆的姿勢。

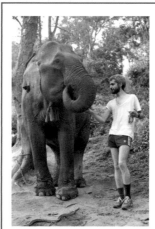

圖 6-2
不好的站姿通常是骨盆縮攏，也就是骨盆前推，會影響股動脈、股靜脈及神經。

圖 6-1
健康的站立姿勢包括骨盆前傾、堆疊良好的椎骨及腿骨。

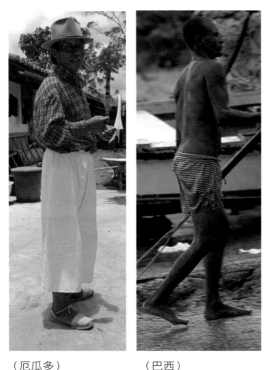

（厄瓜多）　　　（巴西）

站姿不好的人通常會骨盆縮攏、臀部前放，對股動脈、股靜脈造成不良影響，降低腿部血液循環（圖 6-2），**血液循環不良會降低各種腿部自癒速度，導致腳底冰冷、雷諾氏綜合症、靜脈曲張等問題**。臀部前放通常會使脊椎過度彎曲、椎骨緊繃、壓力錯置在髖

關節上（圖 6-3），讓足部前端脆弱的關節需要擔負身體重量，迫使足底和足弓扭曲變形，引發像是拇指外翻、足底筋膜炎或足部關節炎等問題（圖 6-4），此外還會鎖住雙膝，讓容易受傷的膝蓋韌帶因此緊繃或罹患關節炎（圖 6-5）。

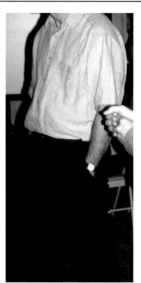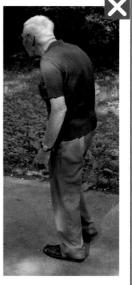

圖 6-3
縮攏的骨盆會造成整條脊椎過度彎曲。

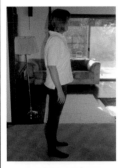

圖 6-4
骨盆前推會造成身體重量不當前置，足部前端脆弱的組織因此被迫擔負過多重量。

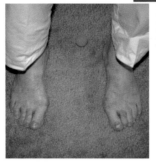

過大壓力堆積在足部前端的話，會造成拇指外翻或其他病變。

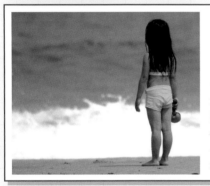

圖 6-5
站立時的膝關節交鎖會使膝關節容易產生問題。

另一種常見的錯誤是「為了站直」而使腰背部前彎（圖 6-6），造成腰背部肌肉緊繃，強迫腰背部接納較短的基準長度。緊繃的腰背部肌肉會壓迫腰背部（腰）椎間盤，導致腰背部循環不良。舒適站姿的祕密是：能夠

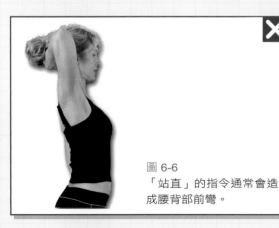

圖 6-6
「站直」的指令通常會造成腰背部前彎。

健康地堆疊承受身體重量的骨骼，校準腿部和足部位置（圖 6-7、6-8）。堆疊骨骼可以獲得保持健康所需的必要壓力，預防骨質疏鬆，還能讓關節附近的肌肉得以放鬆。骨骼獲得必需的壓力時，肌肉則能夠從不必要的壓力中解放出來，肌肉得到放鬆的話，循環也能因此改善。

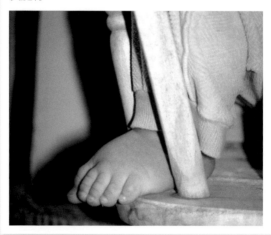

圖 6-7
健康的站立姿勢包括骨盆前傾、堆疊良好的椎骨及腿骨。

## 高聳站立的優點

- ✓ 防止足部、雙膝和髖關節磨損。
- ✓ 降低因背部肌肉緊繃或椎間盤壓迫造成背痛的機率。
- ✓ 久站不再疲勞、疼痛或因此受傷。
- ✓ 讓原本就設計來承受重量的骨骼得以健康地擔負壓力，避免骨質疏鬆症。
- ✓ 改善足部和腿部的血液循環。

圖 6-8

骨盆前傾                                                       腰背部挺直

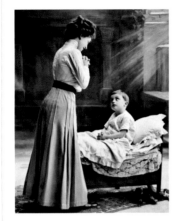

美國

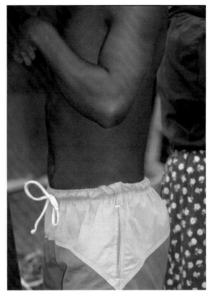

巴西

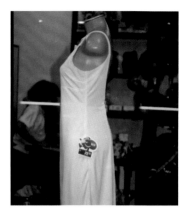

巴西

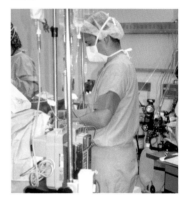

美國

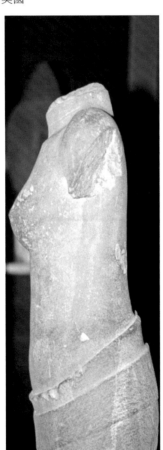

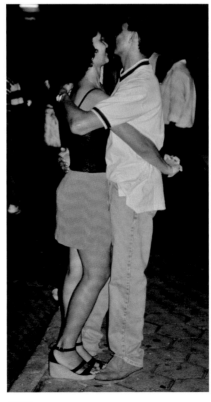

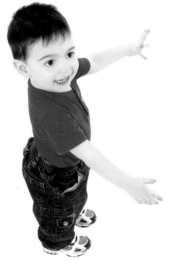

束埔寨                         巴西                         美國

圖 6-8（續上頁）
平順的脊柱溝

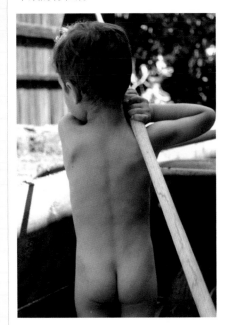

美國

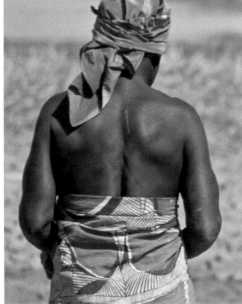

布吉納法索

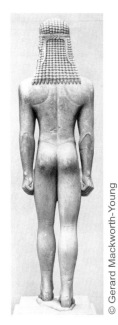

希臘

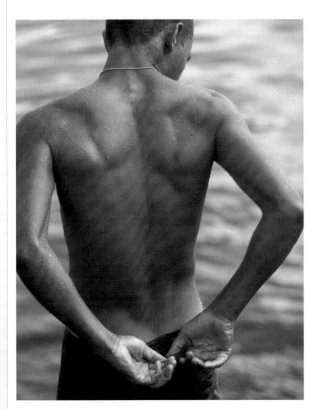

巴西

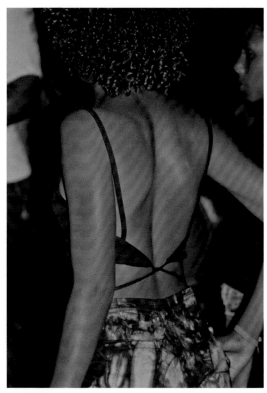

巴西

## 需要的設備

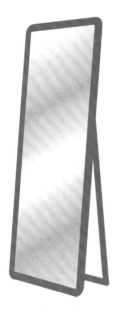

一個全身鏡。

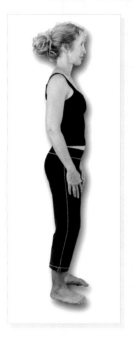

# STEP

## 站在穩固的地板上，雙腳與臀部同寬，雙腳向外打開約 10-15 度

雙腳是站立時的基礎，因此非常重要。你會在下個步驟學到如何為雙腳「塑形」。

**2**
STEP
## 右腳放鬆，腳趾與腳底板蹠骨（前腳掌）緊貼地板，稍微抬高腳跟

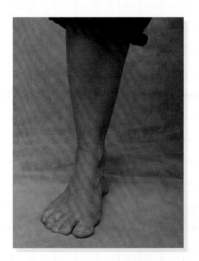

做這動作時，腳部肌肉要保持放鬆。

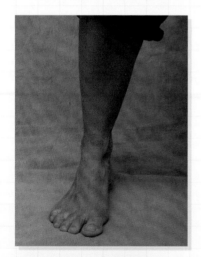

常見錯誤是腳後跟抬得太高，會造成肌肉緊繃，無法重新改造足部形狀。

STEP

## 腳跟向內旋轉後再放回地板上

這個動作的重點在於重塑足底和足弓，讓它們形如「腎狀」，同時雙腿會向外轉（往外旋轉）。把注意力放在雙膝的往外旋轉，可以幫助雙腳塑造腎形。

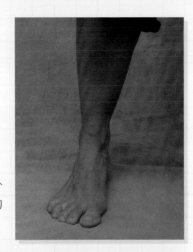

常見錯誤是：沒把腳後跟內旋而是內旋了腳尖，結果造成「內八」的站姿。

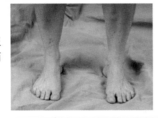
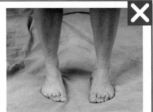

另一個常見錯誤則是在腳跟內旋的同時，腳底板蹠骨（前腳掌）卻往外轉，這樣容易造成外八字腳，一樣無法重塑足底和足弓。

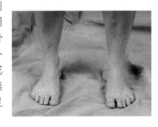
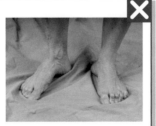

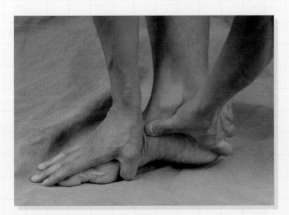

STEP

## 如果需要，可以用雙手輔助

一手固定腳尖，另一手捉住腳後跟，把它抬起並穩穩地向內轉。

### 腎形足弓

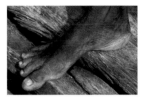
印度

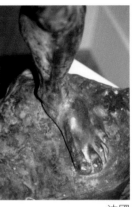
法國

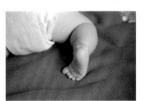
美國

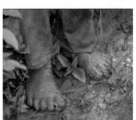
泰國

腎形足弓的功能之一是讓脛前肌變強壯（強化脛前肌的運動可參閱附錄1）。

## 世界各地健康的足部結構

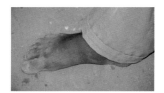

布吉納法索

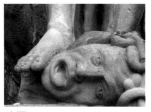

德國

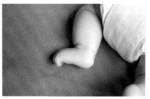

美國

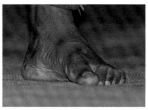

南印度的卡塔卡利舞者保持著傳統、甚至有點誇大的腎形足弓,因為他的足部外側承受較多的重量。

 **腳踝稍微向內轉**

這個細微的動作可以平衡足部內側和外側承受的重量。

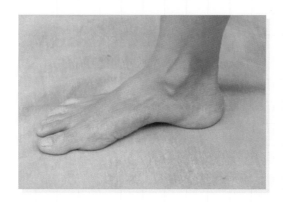

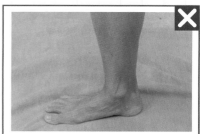

常見的錯誤是過度下壓足部,若無法避免此狀況,可使用鞋墊(參考 **163** 頁)。

 **縮短足部的長度**

把足弓肌肉從腳尖往腳後跟方向拉近。如果需要,用雙手輔助。

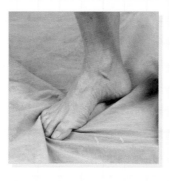 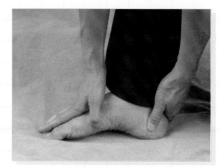

 **左腳重複 2 ～ 6 的步驟**

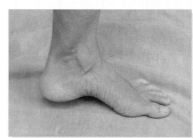 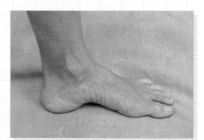

**STEP** 確認你的雙膝和雙腿是
稍向外轉的

健康的雙腳外旋
姿勢範例

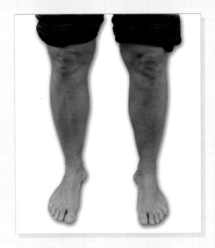 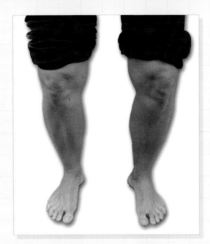

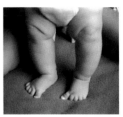

美國

雙膝微蹲,確認雙膝和雙腳是校準對齊的,想像有條線從腳跟劃出穿過第 2 或第 3 跟腳趾,你的膝蓋應該要對齊這條線。

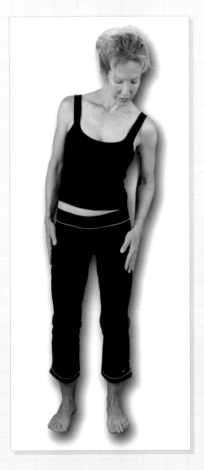 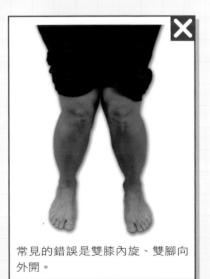

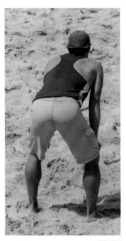

巴西

常見的錯誤是雙膝內旋、雙腳向外開。

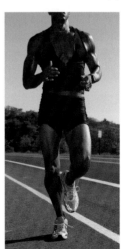

美國

你也許可以試著伸出頭部超過膝蓋,俯看對齊的狀況。

## 腳部外旋

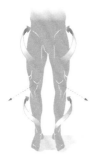

「裹」住雙腿肌肉，讓整條腿向外旋，這會有助於臀部、雙膝和踝關節的校準，並能重新打造雙腳的內足弓，此動作的兩個關鍵肌肉包括脛前肌（脛骨間的肌肉）和臀中肌。

## 世界各地健康的站姿

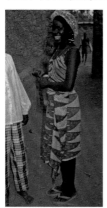

布吉納法索

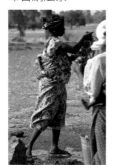

布吉納法索

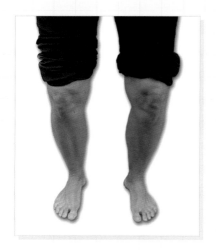

## 若有需要，「裹」住雙腿肌肉把雙腿向外轉

這個動作會用到臀肌和腿肌。

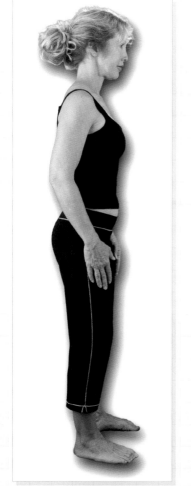

**10** 把身體重量調整落到腳後跟

側身站在全身鏡前，想像髖關節有條鉛線下垂到足部，鉛錘應該要落在靠近腳後跟的地方，如果沒有，把臀部向後移，同時把軀幹向前移動（要移動臀部而不是腰部），不要讓重心不穩向後倒。

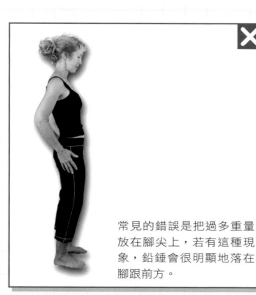

常見的錯誤是把過多重量放在腳尖上，若有這種現象，鉛錘會很明顯地落在腳跟前方。

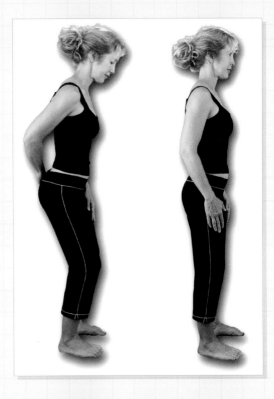

## STEP 11

### 使膝蓋和腹股溝變柔軟

若無法讓腹股溝變柔軟，可以稍微蹲下，雙膝和髖關節要有同樣的彎曲度，就像手風琴。此時身軀和小腿是平行的，骨盆則是「窩」在腿部間。重心留給腳後跟，慢慢伸直雙腳，可以改善膝蓋及腹股溝交鎖狀況。剛開始可能感覺自己會不自主的往前傾，一旦照鏡子就能知道是否有這個現象。

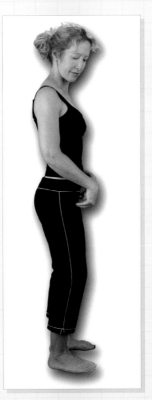

## STEP 12

### 用腹股溝的凹痕來確認柔軟度

手指放在腿部和髖部的交界處，如果腹股溝沒有鎖住，在摸到骨骼前，應該可以在這部位的柔軟組織中先摸到些「彈性」。

### 世界各地的健康站姿

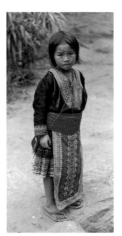

泰國

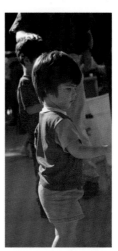

美國

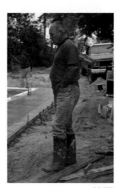

美國

### 展現高聳站姿
### 的藝術品

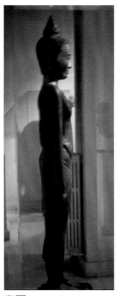

泰國

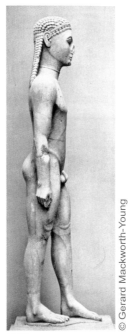

希臘

© Gerard Mackworth-Young

## 13 放鬆腰背部肌肉，讓胸腔得以回歸基準位置
STEP

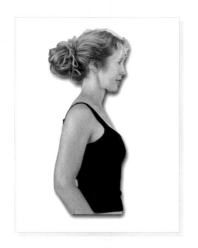

這個姿勢應該會讓你胸前最底部的肋骨和軀幹齊平。如果有必要，縮緊腹斜肌來固定肋骨底部。想確認腰背部肌肉是否已放鬆，可以做個深呼吸，若腰背部有放鬆，肌肉會隨著吸氣動作拉長。

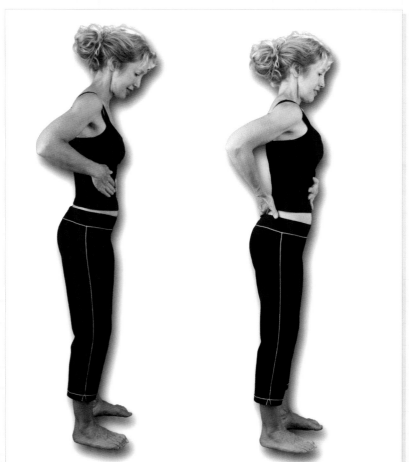

**14** 雙肩分別慢慢地做肩膀旋轉，將肩膀放回「下後」方位置

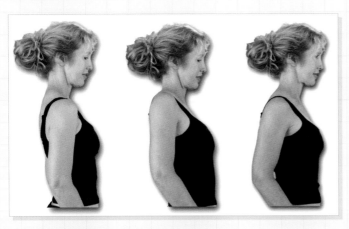

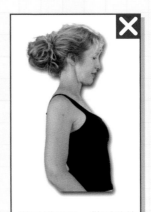

常見錯誤是：做肩膀旋轉時造成腰背部前彎。

保持肋骨定位。在調整校準肩膀位置的同時，確定自己沒有在不知不覺中拉緊腰背部造成凹背。

**15** 拉長頸部，檢視並消除所有緊繃

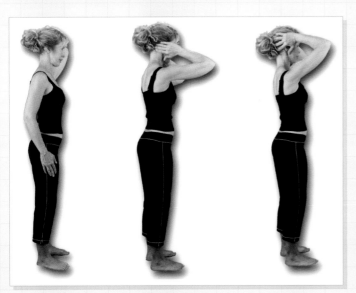

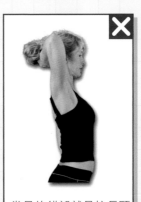

常見的錯誤就是拉長頸部時，不慎造成腰背部前彎。

你的頭部應該要下巴微縮向下回到最自然的位置。

世界各地高聳站姿的範例

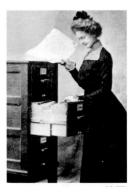

美國

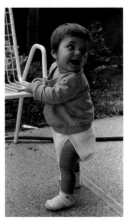

美國

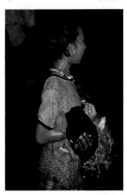

泰國

## 這些狀況改善了

若你之前站立時習慣將臀部前推，腹股溝及膝蓋會出現交鎖狀態，軀幹會向後傾以維持平衡，那麼新的站姿可能會讓你覺得自己像黑猩猩。你可以側身站在鏡子前仔細研究，特別是肩膀以下，再次確認身體確實是直線對齊的。給大腦一些時間做歸零的調整，怪異感很快就會消失。調整站姿後，會發現腳部出現以下改變：

- 雙足都有腎形足弓，而且肌肉組織更強壯。
- 雙足的內、外及橫向都能看到清楚漂亮的拱形。
- 放鬆時，雙足會自然外張 10-15 度。

### 圖 6-9
改變站姿的同時，你會發現足部有這些樣貌：腎形足弓、明顯的拱形、腳呈 10-15 度向外微開。

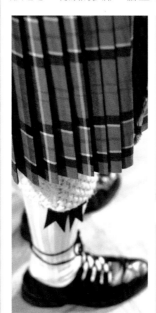

美國

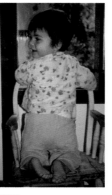

愛爾蘭

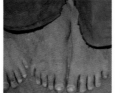

布吉納法索

## 遇到這些問題時…

**腳部肌肉無法做出拱形足弓**

如果保持腳部腎形足弓對你來講很困難、就算輔以雙手也沒辦法時，你可能需要別人的協助（圖 6-10），之後應該很快就能自己做到。如果雙足真的很僵硬，可以考慮用按摩提高雙足的柔軟度。

如果縮短足部長度對你來說也很困難，可能是需要借用自己或他人的雙手來輔助。縮短足部的目標是要建構拱形足弓，同時保持腳趾放鬆，學習這個動作時，許多人會繃緊腳趾。沒關係慢慢來，假以時日就能建立拱形足弓、放鬆腳趾。

### 圖 6-10
若是做出腎形足弓或縮短足部對你來說很困難，可以借用雙手或他人的幫助。

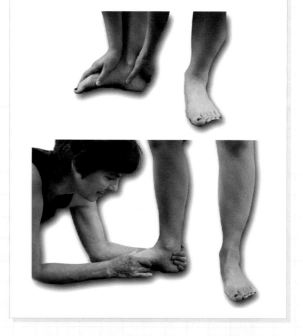

**轉換重心到腳跟有困難**

有個很簡單就能把重心轉移到腳後跟的方法：將身體很慢很慢地向前彎，然後再慢慢

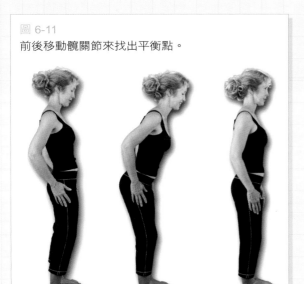

圖 6-11
前後移動髖關節來找出平衡點。

## 無法校準肩膀

有時候用外力來協助做肩膀校準也是有幫助。請朋友溫和地把你的上臂綁到身體後面，可以用長衣服或小被單，對折多次做成厚的繩帶，將它穿過手臂下方，尾端處打結綁起來，兩邊肩胛骨會在身體後方被拉近（圖 6-13）。務必讓自己感到舒適，不會壓迫身體循環，保持背部自然姿態（不要因為肩膀被拉到後方就讓肋骨從身體前方突出），這個動作可以協助你做好肩膀校準，同時也不用監看肩膀。

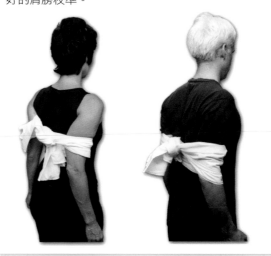

圖 6-13
把肩膀綁在身體後方，可以感受到沒有壓力且良好的肩膀校準。

地把腹股溝往後移（圖 6-11）。試著用肌肉最小的施力做這個動作，慢慢地減少向前和向後彎的幅度，直到找到一個平衡點，接著你會發現重量已經集中在腳後跟了。

如果還是覺得把重量轉移到腳後跟很困難，試著在足底橫向的足弓處放一個小彈力球（直徑約 1/2 吋）（圖 6-12），幫助你辨認身體重量該放在哪邊，如果重心放在足部前端，彈力球的存在會讓你不舒服。

圖 6-12
在腳趾後方的腳底橫向足弓處放顆小彈力球，可以幫助訓練將重量移到腳後跟，還能強化足弓肌肉。

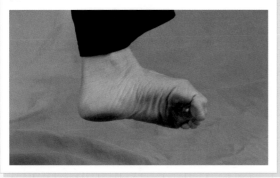

## 無法感受垂直軸線

你可能無法確定自己是否成功學會高聳站姿。若想感受自己身體的垂直軸心，可以在頭頂上放一個輕量物品，例如一條毛巾（圖 6-14），這麼做可以找到好的校準線，感受哪些日常習慣或特殊動作會影響校準。

想更接近自己身體的理想垂直軸線，可以把頭部向上推來運動頸長肌（頸椎前端肌肉）（圖 6-14b），頭上頂重物的人們會用這個動作來保護脊椎（圖 6-15）。可以用這個技

巧來學習如何坐好、走對（分別參考第 3、第 8 課）。請注意，在頸部校準、頸部肌肉變得更強壯前，頭頂的物品重量不要過重。

圖 6-14

a）頭頂上放個輕量物品（萬一掉下來才不會傷到自己），可以幫助定位你身體的垂直軸線。b）把頭向上頂來抗衡頭頂的重量，這樣可以運動頸長肌。c）常見的錯誤是把物品放的太前面。

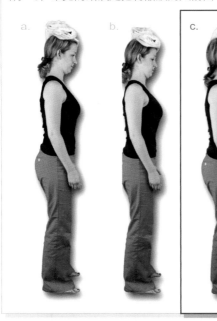

圖 6-15

以頭扛重物的人會用頸部（頸長肌）做為身體內建護具，用來和頭頂重量相抗衡，可以保護自己不受過重的重量所傷。

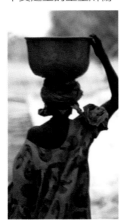
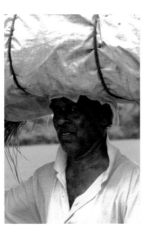

布吉納法索　　　　印度

## 補充你的常識

**手臂的位置**

長時間站立時，傳統文化中的人們會把手臂擺放在身體某處（圖 6-22，頁 164）。在圖 6-22 照片中，所有人的肩膀都保持健康的校準對齊，甚至手臂交叉放在前面時也是如此（初學者應該避免這個姿勢，因為很容易造成肩膀前駝）。手臂垂放身體側邊時（圖 6-16），手臂要貼齊軀幹後端、大拇指向前。手提物品時，手臂會向外旋（圖 6-17）。

布吉納法索　　　　　　布吉納法索

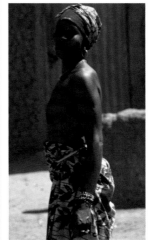
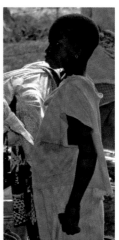

布吉納法索

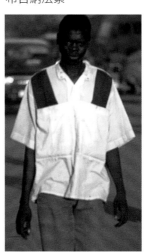

圖 6-16

在傳統文化中，手臂置於身側時會和軀幹後端對齊、大拇指會朝向前方。

圖 6-17
在傳統文化中，人們手提物品時，手臂會朝外（大拇指朝前）或特別外旋（手掌向前）。

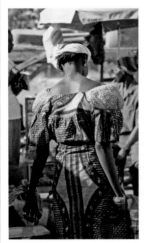
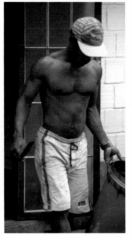

布吉納法索　　　　巴西

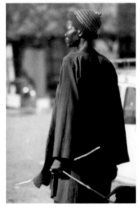
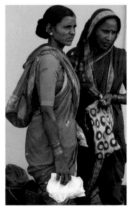

布吉納法索　　　　印度

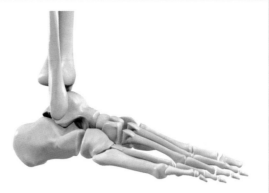

圖 6-18
人類的腳後跟是堅實的骨骼，是為了承受身體的重量；而足部前端的骨骼結構則非常脆弱，並非設計用來承受身體重量的。

## 足部的天然拱形

高聳站姿讓足部的拱形（內、外及橫向）得以保持完整（圖 6-19）。**塌陷的足弓通常會給身體帶來明顯扭曲不佳的姿勢，而且還可能在足部骨骼、關節、韌帶造成一連串問題**。現代社會患有扁平足的人似乎比早期還多，早期患有扁平足還被視為沒有從軍資格，如今扁平足過於普遍，已不再列為入伍資格的審查條件。

圖 6-19
有著完美拱形足弓的腳（巴西）。

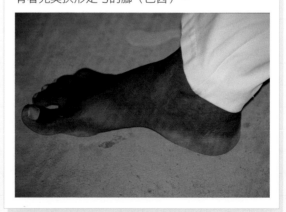

## 重心放在腳跟

人類從四足演化為兩足時，足部產生極大變化。和最接近人類的四足靈長類動物相比較，最大的不同處就是人類堅實的腳跟。人類足部前端相對的脆弱，而腳跟骨骼則特別大塊，交錯狀的骨骼紋路則加強了它的承重能力（圖 6-18）。人類被設計用來站立的最顯著且主要證據，就在我們的骨骼中：腳後跟。

### 赤腳

常有人問我，不穿鞋子走路是否健康，答案因人、因地而異，要看足弓狀態、身體姿勢、走路和站立時的地表狀況。如果足部和體姿都很正確健康，赤腳走在像是草地、泥土或沙地等柔軟處，可以讓足部肌肉做健康的運動鍛鍊。若是足弓肌肉鬆弛疲軟，就算是在海灘上輕鬆漫步，也會讓韌帶腫脹疼痛。在還沒學會把重心放在腳跟上、以及還未訓練強壯足弓肌肉前，最好不要赤腳走路（參考第 8 課滑行走路）；另外，就算足弓狀態良好，我也不建議赤腳長時間走在像是水泥、瀝青等堅硬表面上。

### 懷孕

懷孕時期特別需要健康端正的姿勢，孕婦足部的韌帶非常容易受傷。懷孕期間產生的荷爾蒙鬆弛素會在全身系統內循環，以鬆弛骨盆關節、準備產子，韌帶也因此放鬆，包括足部韌帶，再加上寶寶的重量，若是全部集中在足部前端，會造成足部韌帶永久擴張、甚至極度擴大，有些婦女的腳部尺寸會因此大上 1 到 2 號。

### 鞋墊

對扁平足來說，鞋墊會很有幫助。事實上，使用鞋墊相當重要，因為足部肌肉無法（也不應該）總是維持固定形狀。足部肌肉放鬆時，健康的韌帶會扮演稱職角色，然而當韌帶過度伸展時，鞋墊可以提供足部足夠支撐力、避免它過度伸展。最好選擇能支撐足底 3 個拱形的鞋墊。被動使用時可以避免足部扭曲；要是當成訓練器材使用，可以提醒自己要使用足部肌肉來維持足弓。

市面上有許多鞋墊能提供保護和支撐，但是是針對足部最重要的拱形，也就是內緣拱形，如果內緣足弓很小或根本沒有，那麼市售足弓墊可以提供初期使用。若參考附錄 1 做了幾個月的足部伸展運動，你可能需要換成更厚的橡膠鞋墊，這在一般鞋店可以買得到。

外部和橫向足弓也是需要支撐的，能同時支撐 3 個拱形的鞋墊，會更硬一點，也許需要訂做。橫向拱形支撐，也稱為蹠骨墊，通常是分開販售，可以單獨加在鞋內、鞋墊或足弓支撐上。有些醫師會使用特製「矯正鞋墊」，但這些多半過於僵硬和昂貴，而且是根據病患當時的足部形狀做設計，認定足部不會隨時間而改變形狀，事實上卻是不合時宜的，許多人是可以、且應該改變他們的足部形狀。若想了解更多細節請參考附錄 1。

### 鞋子

一雙好鞋非常重要，畢竟我們最常行走的路面大多是粗硬、非天然的，會對足部造成損傷甚至影響足部發育。不幸的是，好鞋很難找得到，許多消費者和製鞋廠總是忽略構成好鞋的要件，因此市面上充斥著便宜、有害足部健康的鞋子。以下是一雙好鞋應具備的條件（圖 6-20）：

- 穩固且稍具腎形的鞋模。
- 擁有吸震鞋墊，特別是腳跟處。
- 能支撐 3 處拱形足弓的鞋墊。

### 脊椎結構的混淆

身為健康姿勢的初學者，你可能會質疑，為什麼某些肌肉健美者的側面圖像（包括許多希臘雕像），在脊柱上半部都是圓拱形（圖6-21）。他們的肩膀處有大塊肌肉，當肩膀往後回到脊椎旁的原本位置後，肩膀上的肌肉讓上背部看起來很圓，然而深埋在肩胛骨下的脊椎仍然是很直挺的。

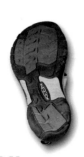
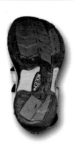
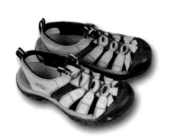
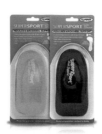

圖 6-20

設計良好的鞋應該有腎形的鞋模、突出的拱形支撐及吸震鞋墊。設計良好的鞋墊可以支撐足部的內拱、外拱及橫拱。

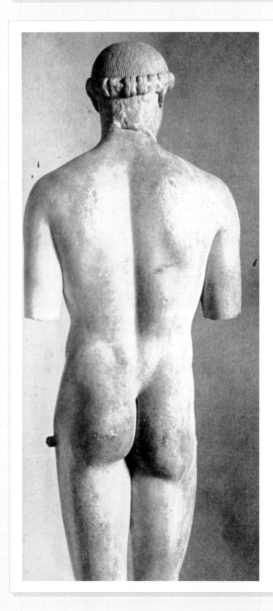

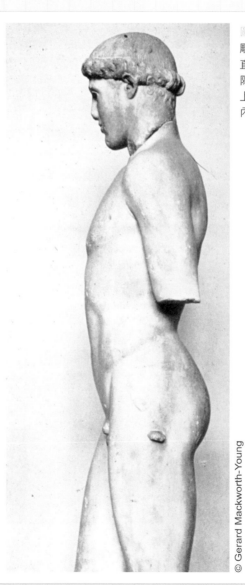

圖 6-21

雕像人物挺直的胸椎隱藏在大塊上背肌肉之內。

圖 6-22
生活在傳統文化中的人們通常會把手臂放在身體上的某處。

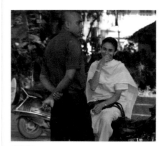

印度

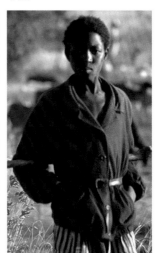

印度

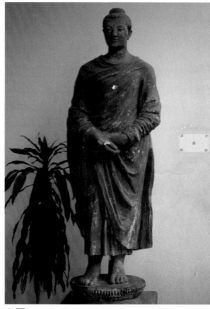

泰國

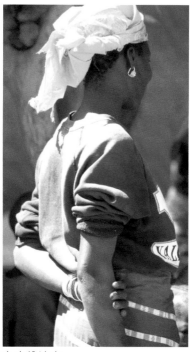

布吉納法索

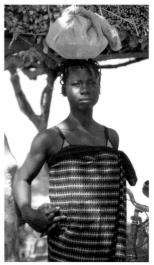

布吉納法索

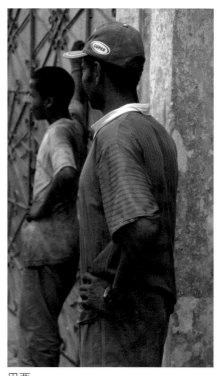

巴西

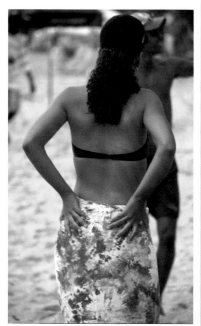

巴西

## 重點複習

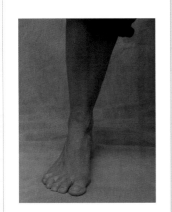

a. 左右兩腳分別做出腎形。

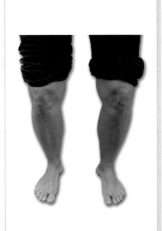

b. 雙腿向外旋轉。

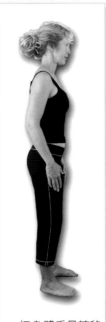

c. 把身體重量轉移到腳後跟。

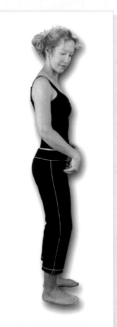

d. 軟化膝蓋及腹股溝，把骨盆前傾。

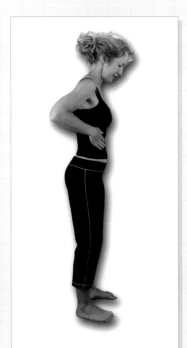

e. 若有需要，讓肋骨定位。

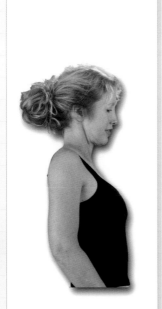

f. 雙肩分別做肩膀旋轉。

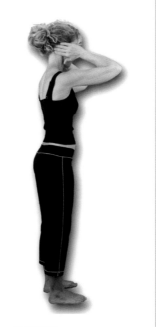

g. 拉長頸背。

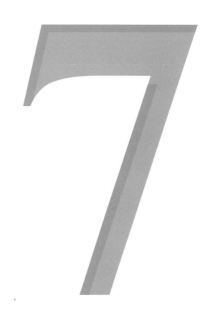

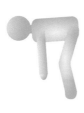

# 髖關節彎身

## 以臀部做為轉軸樞紐來彎身

這位年長的烏克蘭婦女正在撿拾荸薺，我已經拍攝紀錄她好幾個小時。她長時間彎著身，每 10 到 15 分鐘才會短暫挺身一下下，接著又馬上回到彎身姿勢。她每天至少工作 7 到 9 小時，背部沒有任何病症（雖然她說寧願每天都坐在椅子上）。注意看她平坦的背部，有平順的脊柱溝，發達的肌肉順著脊椎而下，肩胛骨位於脊椎相對位置後面（就算站著肩胛骨也是同樣位置）。

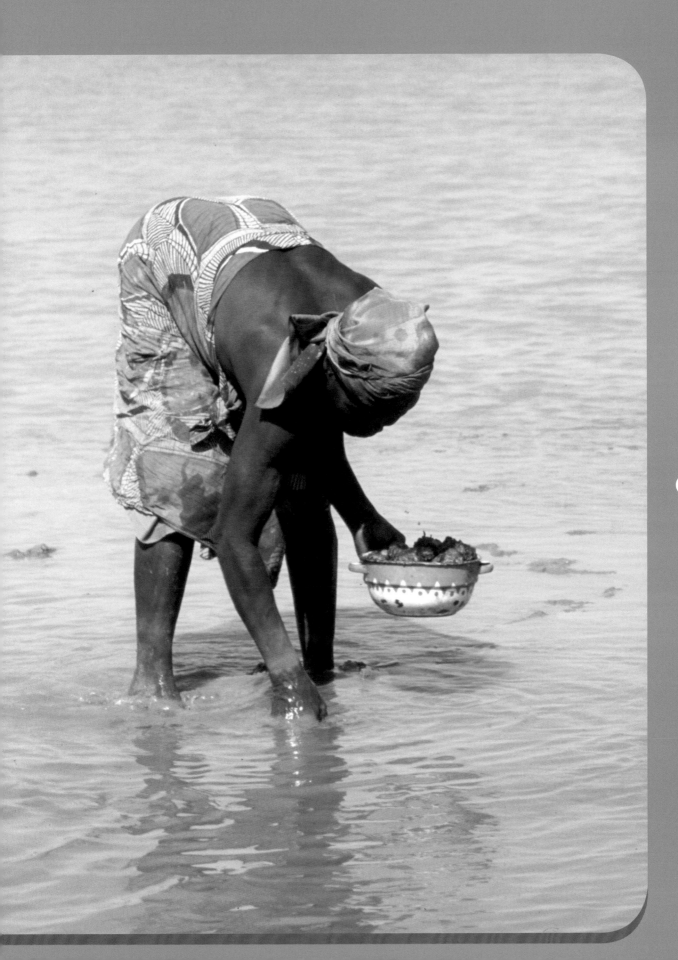

若說有哪些動作會造成背部受傷，那就是彎身了，懂得彎身技巧的人，通常會有健康的背部（圖 7-1），不懂彎身技巧的人，則會飽受背痛所苦（圖 7-2）；甚至有些彎身技巧高超的人，藉由觀察人們彎身的姿勢，就可以預測肌肉緊繃或疼痛之處（圖 7-3）。

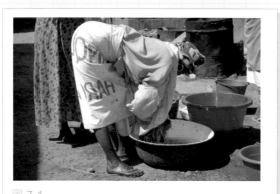

圖 7-1
婦女彎身洗衣服時的良好姿態（布吉納法索）。

圖 7-2

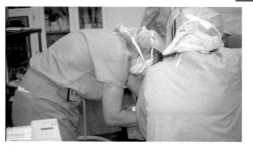

彎身姿態不良容易引發背痛（美國）。

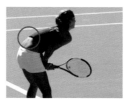

圖 7-3
不佳的彎身姿勢。彎曲最嚴重之處，通常就是肌肉緊繃或疼痛的點（美國）。

**彎身是我們日常生活最常做錯的動作之一，同時也是最多專家教錯的動作**（圖 7-4）。

要學習正確的彎身姿勢，應該觀察印度鄉下或非洲村落人民的動作，因為他們整天都在水田裡工作或撿拾葦薺（圖 7-5），常時間彎身卻沒有背痛的困擾，不像工業社會的我們，彎身 5 分鐘就疼。好的彎身需要有健康

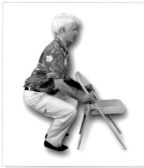

圖 7-4
許多人認為應該保持上半身直挺、彎曲膝蓋蹲下來取代彎身（美國）。

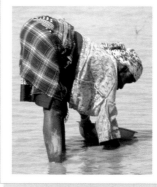

圖 7-5
健康的彎身姿勢應該是從髖關節彎曲，同時保持膝蓋和背部直挺（布吉納法索）。

基準的背部輪廓，彎身時會保持這個基準。如果跟著本書課程從一開始練習到現在，那麼你就已經擁有健康的基準了：

✓ 你已經學會如何讓骨盆前傾，重拾自然的腰薦椎角度。

✓ 你已經拉長脊椎兩旁的長肌，因此脊椎不再像緊繃的弓。

✓ 你已經把肩胛骨向後推回正確位置，因此肩胛骨和手臂的重量不會再拉彎脊椎。

✓ 你已經把頭部向後推回正確位置，回到脊椎上方，頭部重量不會再拉著上脊椎往前傾。

✓ 你已經學會如何使用人體內建護腰的腹部肌肉來維持脊椎自然形狀，有需要時還可以拉長脊椎。

本課會學習如何正確的彎身，且不會抹去之前辛苦培養的成果。

## 背痛解析

大多數人在彎身的同時，背部會跟著拱起，如此會壓迫前方（腹側）特定椎間盤、擠壓後面（背側）部位（圖 7-6），導致椎間盤後方的纖維外表磨損，這是最糟糕的狀況，因為脊髓和露出的神經就位在椎間盤後方，要是背側的椎間盤突起或脫垂，都會影響後方神經系統，可能造成疼痛、麻木、刺痛，甚至有神經通過的肌肉都會喪失功能。

拱背會拉長背部拱起處的韌帶，而由於韌帶沒有彈性，因此要是在同樣部位不斷重複拉長的動作，會導致韌帶鬆弛、失去韌帶限制脊椎扭曲的功能。韌帶擴張可能會造成背部

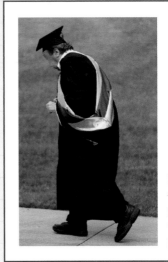

圖 7-7
脊椎周邊過度延伸的韌帶，會造成異常的脊椎彎曲（美國）。

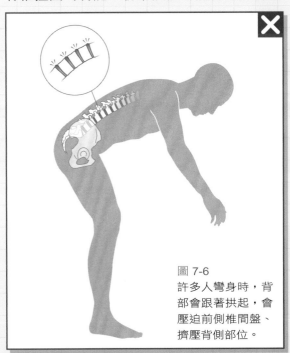

圖 7-6
許多人彎身時，背部會跟著拱起，會壓迫前側椎間盤、擠壓背側部位。

異常前彎（駝背），就算站直也一樣（圖 7-7）。最明顯的例子就是駝背（老婦駝背症），它就是因為韌帶鬆弛而造成胸椎處的嚴重彎曲。

## 如何避免不當的彎身？

**健康的彎身姿勢是指：用髖關節為彎身的樞紐，而不是彎曲其他部位。** 彎身時要保持背部形狀及長度，這麼做有很多好處，例如：不會壓迫任何椎間盤、背部不會韌帶緊繃、能放鬆膝蓋、健康的拉長動作對背部肌肉有幫助。不當的彎身動作確實會對背部不利，健康的髖關節彎身則對身體非常有幫助。髖關節彎身能運動到豎脊肌，使它保持背部的

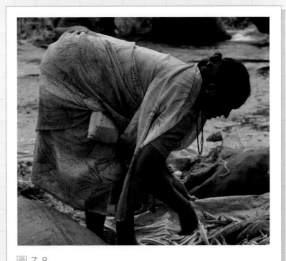

圖 7-8
髖關節彎身可以讓肌肉健康地運動，同時保護關節不受損（印度）。

校準、不受引力下拉而拱起（圖 7-9）。這
動作會強化肌肉，事實上是非常好的訓練方
法，不同的肌肉纖維可依各自的需要訓練，
以保持背部的挺直。

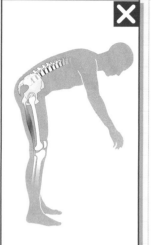

圖 7-11 a.
緊繃的腿後肌會拉住坐
骨（坐骨粗隆），讓你
在做髖關節彎身時骨盆
難以前傾。

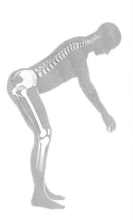

圖 7-11 b.
彎曲膝蓋對緊繃的腿後
肌有補償作用，有助於
髖關節彎身。

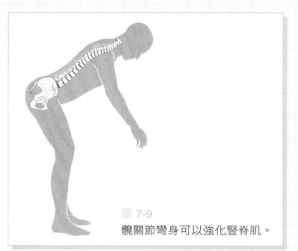

圖 7-9
髖關節彎身可以強化豎脊肌。

髖關節彎身在每次彎身時都會拉長腿後肌
（圖 7-10），定期的彎曲可以增加腿後肌彈
性，對骨盆前傾很有幫助，相反的，腿後肌
緊繃會拉緊坐骨（坐骨粗隆），迫使骨盆後
傾（圖 7-11）。如果你的腿後肌緊繃，可以
透過彎曲膝蓋來緩解，但非必要的話，最好
不要隨意彎曲膝蓋，因為這會對膝關節造成
過多壓力。正確的彎身能讓位於內部肩胛骨
與胸椎間的菱形肌獲得適當運動，防止肩胛

骨前馳（圖 7-12）。藉由彎身運動的訓練，
菱形肌會變得更有力量、更得以發展其他功
能。而更強壯有力的菱形肌能箍住肩胛骨，
將肩胛骨朝脊椎方向往後拉回。在**現今的社
會生活形態，我們不會從井裡打水、不會撒
網捕魚，因此沒有太多機會訓練菱形肌，然
而彎身則是少數能讓菱形肌獲得訓練的動
作。**

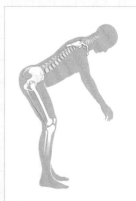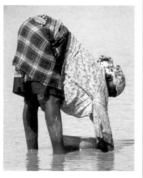

圖 7-10
髖關節彎身能伸展腿後肌、增加腿後肌的彈性。

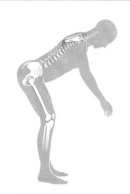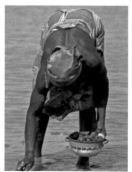

圖 7-12
在正確的彎身姿勢中，對抗引力下拉的菱形肌會
變得更強壯。

很多人被灌輸這樣的觀念：為了保護背部，應該要蹲下而不是彎身；雖然這個動作確實保護了背部，卻讓雙膝承受壓力、減少拉長腿後肌和強化背肌的機會（圖 7-13）。這是很不實際的動作，蹲下應該是要用在那些可能會傷害背部肌肉的危險動作（例如舉起特別重的重物時），或是背部受傷時才以蹲下取代彎身。

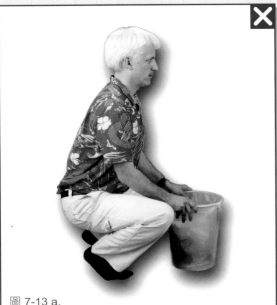

圖 7-13 a.
a. 蹲下是常見用來代替彎身的方式，然而蹲下會造成雙膝過度使用及磨損，而且也很不實際（美國）。

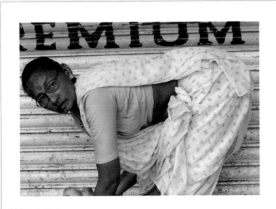

圖 7-13 b.
髖關節彎身能保護膝蓋而且非常實用（印度）。

## 髖關節彎身的優點

- ✓ 避免壓迫或損害椎間盤。
- ✓ 避免脊椎周邊的韌帶腫脹。
- ✓ 強化背部的重要肌群。
- ✓ 伸展腿後肌。
- ✓ 強化菱形肌。

## 彎身法大剖析

下列表格概述 3 種彎身方式的優缺點，髖關節彎身是唯一沒有缺點的方法。

| 影響部位 | 髖關節彎身 | 彎身時拱背 | 彎身時曲膝蹲下 |
| --- | --- | --- | --- |
| 椎間盤 | 保護 | 受損 | 保護 |
| 韌帶 | 保護 | 延展 | 保護 |
| 膝蓋 | 保護 | 保護 | 磨損 |
| 背肌 | 強化 | 沒有強化；也許有伸展 | 無影響 |
| 腿後肌 | 伸展 | 極少的伸展，幾乎是無伸展 | 無影響 |
| 菱形肌 | 強化 | 沒有強化；也許有伸展 | 無影響 |

由於家裡有小孩，所以每天都要彎身撿小孩亂丟的東西。我不想再彎身撿東西了，因為身體實在是不舒服；髖關節彎身對我來說個救贖，這種彎身的方法很讚，而且伸展腿後肌還能獲得額外好處，這個彎身方式讓人充滿活力。當我做園藝時，可以利用髖關節彎身讓膝蓋獲得休息。

馬德琳・柯恩，加拿大退休醫生
加州帕羅奧圖

**需要的設備**

一面全身鏡。

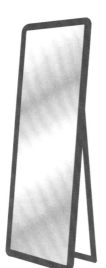

**準備做深度彎身**

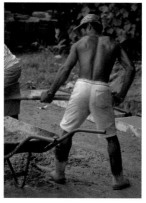

請注意看，他的雙腳站得很開、雙腳校準良好（巴西）。

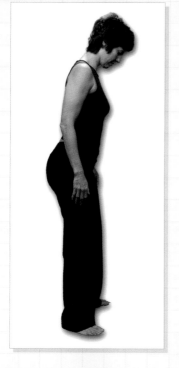

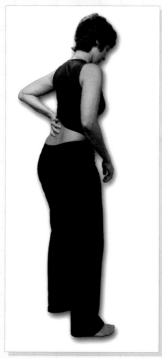

## 1
STEP

### 站直，雙腳向外打開約 10-15 度，足底要保持腎形足弓

若只想做小幅度彎身，雙腳打開和臀部同寬；若想做大幅度彎身，腳要站的更開。

## 2
STEP

### 一隻手放在腰背部，手指要放在脊柱溝

這隻手將在你彎身時感受脊柱溝。

## 3
STEP

### 要軟化而非鎖住膝蓋
這個動作能幫助膝蓋在必要時適應緊繃的腿後肌。

**STEP**

# 從髖關節開始，把身體往前彎

感受骨盆往大腿骨（股骨）頂端前傾。骨盆先帶動，而後背部跟著動作，當骨盆停住動作時，背部也跟著停住動作。手指感覺到的背部脊柱溝應該要沒有任何改變，若手指感受脊柱溝消失或變深，就先站直並小心地重新做這個動作。參考 178-179 頁，有更詳細的引導。

## 理想的和有害的彎身

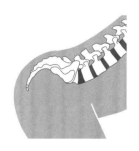

髖關節彎身可運動到背部肌肉，而且不會損害椎間盤。

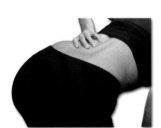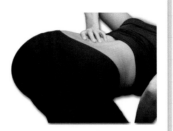

有健康背部的髖關節彎身

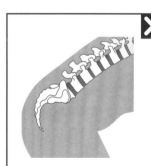

彎身時拱背對椎間盤是特別危險的方式。

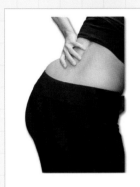

彎身時拱背

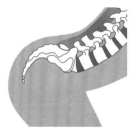

彎身時背部前彎通常會壓迫脊椎。

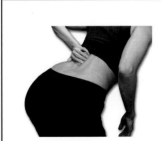

彎身時背部前彎

## 腿後肌的彈性程度會影響彎身型態

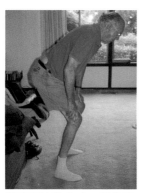

做髖關節彎身時，腿後肌彈性不足會大幅影響膝蓋彎曲程度（美國）。

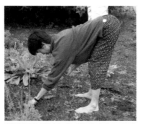

腿後肌彈性良好的話，可以輕鬆地雙膝微彎做髖關節彎身（美國）。

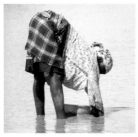

要是腿後肌彈性極佳，在做髖關節彎身時，雙腿甚至可以打直（布吉納法索）。

**⑤ STEP**

# 如果腿後肌緊繃，必要時可以微彎雙膝來保持背部形狀

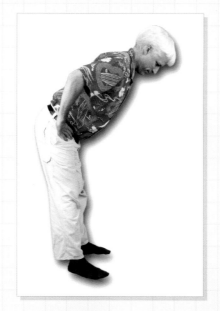

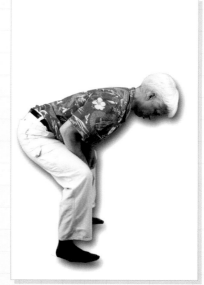

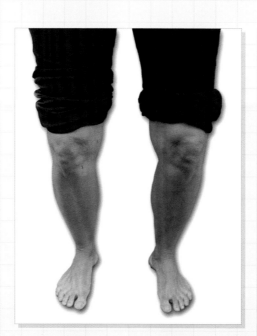

膝蓋和足部保持相同外開的方向，曲膝時要溫和一致。

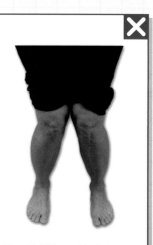

常見的錯誤是雙膝向內，此時把足部的腎形足弓調整得更明顯，應該就可以解決此問題。有些人也許需要用腿部肌肉的力量，才能把腿向外旋轉和膝蓋對齊。

**6**
STEP

## 在彎身過程中，頭、頸、肩膀與軀幹的相對位置都要和站直時一樣

把頸部想成是脊椎的延伸，用頸背肌肉來保持頭部和頸部不要向前伸出。利用菱形肌的力量讓肩膀不要往前駝。

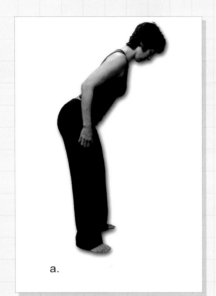

a.

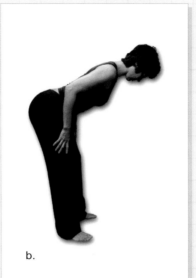

b.

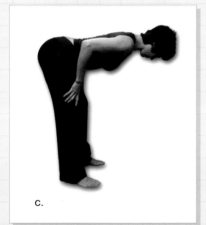

c.

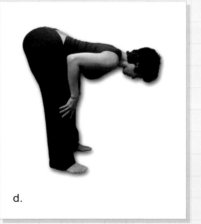

d.

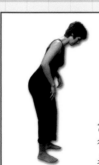

❌

常見的錯誤是頭部或肩膀往前伸，這樣會破壞上半身的校準。

### 阿拉伯鳥

這種常見的玩具可以協助你想像以髖關節為樞紐的彎身動作。

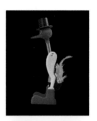

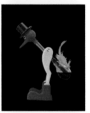

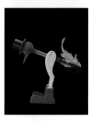

### 機械玩具

舊式機械玩具展現了傳統的彎身姿勢。

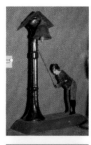

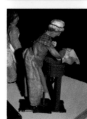

### 鳥喙

把骨盆放置在雙腿間，會讓大腿和軀幹之間出現明顯角度，在葡萄牙稱這種姿勢為「鳥喙」。

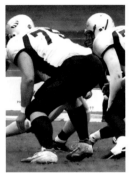

爭球線前的橄欖球員（美國）。

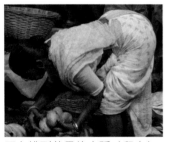

正在排列芒果的小販（印度）。

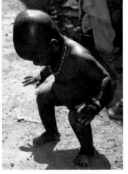

幼童的骨盆和腹部很輕鬆地落在雙腿間（布吉納法索）。

## 7 STEP 做深彎身時，骨盆固定在雙腿間

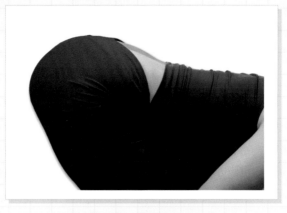

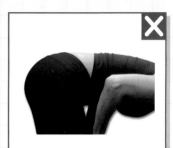

常見的錯誤是，不恰當的旋轉骨盆，造成骨盆無法位於雙腿間。

要完成這個動作，只有當你的腿部特別外旋、髖關節有彈性時才做得到。如果你還無法做到，可以跳過不做，直到髖關節增加彈性後，這個動作才會變簡單（可參考附錄 **1**，有可以加速此進程的動作）。

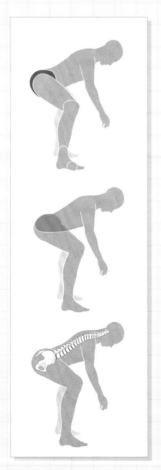

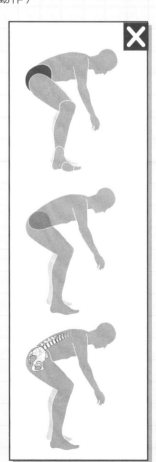

## **8** STEP

## 當準備好要站直時，放鬆髖關節，把身體當成一個物件來移動

做這個動作時，用手指感受脊柱溝的變化，再次強調，在整個動作的過程中，脊柱溝的深度都要保持不變。

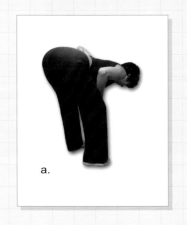

a.

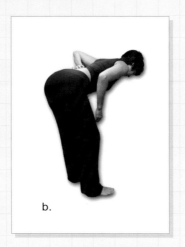

b.

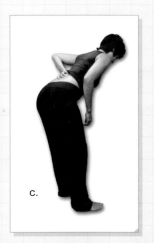

c.

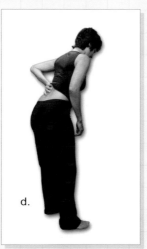

e.

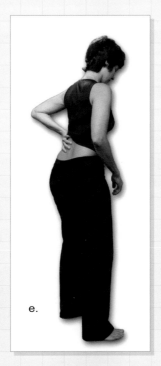

d.

### 髖關節彎身中挺直背部的範例

以下照片中的人物不管是否彎身，背部都保持直挺狀態。

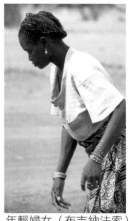

年輕婦女（布吉納法索）

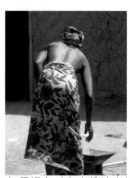

年長婦女（布吉納法索）

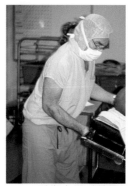

手術人員（美國）

## 這些狀況改善了

第一次做髖關節彎身需要專心和慢動作，多些時間練習，就可以記住動作的模式，然後就能像習慣一樣，快速且自動地做出新的彎身姿勢。**以髖關節為樞紐來彎身，可以強化並增加肌肉彈性，進一步讓彎身的姿勢更正確，久而久之會發現能彎得更好更久、膝蓋用的更少**（圖 7-14）。若能完美結合人體的內建護腰（第 5 課）和髖關節彎身，就可以很有自信的彎身抬重物了（圖 7-15）。

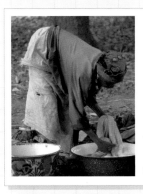

圖 7-14
髖關節彎身可以讓腰彎的更低、更久、雙腿保持挺直。

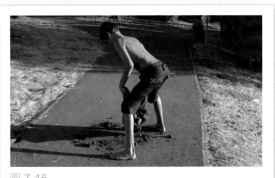

圖 7-15
只要透過練習，就可以更有自信的使用髖關節彎身來彎身抬重物，然而在不是很熟悉此姿勢之前，最好不要輕易嘗試抬重物。

## 遇到這些問題時…

### 彎身時會疼痛

此種狀況時，也許是因為背肌受傷造成痙攣。這種彎身方式會用到背肌，因此在背肌痙癒前，先以蹲下代替彎身可能比較好；疼痛也或許是來自彎身時造成的拱背或凹背，若是如此，試著先做人體內建護腰再彎身，這樣可以幫助你把軀幹當成單一物件，如果還是有問題，就加上曲膝動作來協助，直到能夠完美運用這個技巧。

### 腰背部的脊柱溝在彎身時會跟著消失

當在學習髖關節彎身時，這會是常見的問題。在彎身的同時還要前傾骨盆是件困難的事（對某些人而言是非常困難），這需要耐性，畢竟舊習慣已根深蒂固深植於大腦，當你彎身時就會觸動記憶，現在你必須努力改變舊習慣。把手指放在背部中間的脊柱溝，慢慢感受骨盆前傾時的變化，若覺得脊柱溝有任何改變，就回到脊柱溝出現改變前的角度，重新開始。想要保持脊柱溝不改變，練習彎身只是其中一個方式，持續練習後，很快就能在維持脊柱溝不變之下做深彎身；另一個方法則是看鏡子審視自己的動作。這些方法有時對於拉回坐骨也很有幫助（圖 7-16）。

彎身時能否保持雙腿打直且脊柱溝不會消失，全取決於大腿肌肉緊繃的程度。簡單的解決方式就是適時地用曲膝來協助彎身。緊繃的髖關節外旋肌群會限制骨盆在大腿間的

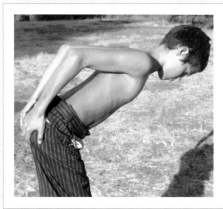

圖 7-16
用雙手把坐骨上拉是幫助骨盆前傾的好方法。

定位，導致深彎身時造成拱背。不管是哪種情況，做拉長腿肌的運動對你都有幫助，可以參考附錄 1 找出協助伸展腿肌的運動。

### 彎身時脊柱溝變深

當你在彎身時，背部肌肉會為了對抗地心引力而繃緊。理想的情況是，收縮豎脊肌就足夠在整個彎身過程中保持脊椎形狀，但要是肌肉過度補償，背部脊柱溝就會加深，也許是收縮腰背部肌肉的舊習難改所致；耐心透過手指感受脊柱溝的變化，有助於改變你的舊習慣。若無法改善脊柱溝變深的問題，就試著在彎身時使用人體內建護腰（第5課），能協助你把軀幹視為單一物件、可以更有效學習新的移動模式。學會新的彎身姿勢後，便不需再使用你的人體內建護腰，不過仍可以保留到舉起重物時使用。

## 補充你的常識

你已經從本課學到彎身時不會扭曲背脊的理想姿勢。健康的脊椎可以應付彎身時的些微脊椎扭曲而不受傷，特別是上面脊椎處（胸椎）的扭曲；而腰椎處在整個彎身過程中，都不應該出現任何變形。

### 腿後肌的彈性

長時間彎身或伸腿久坐（圖 7-17）的非洲村落婦女，多半擁有彈性良好的腿後肌，所以彎身時能保持背部直挺（圖 7-1、7-5）。這位男士較少有彎身或久坐的姿勢，因此腿後肌彈性較差。彎身時胸椎會有輕微的拱背，不過在腰椎處仍保有健康的姿勢（圖7-18）。彎身時，腿後肌的彈性也決定了膝蓋需要的彎曲程度，以利維持髖關節彎身時的直挺背部（見 174 頁）。

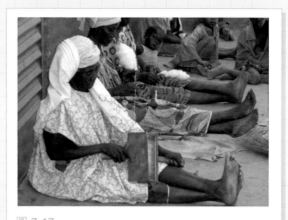

圖 7-17

織布工長時間伸腿坐姿，讓他們擁有彈性優良的腿後肌（布吉納法索）。

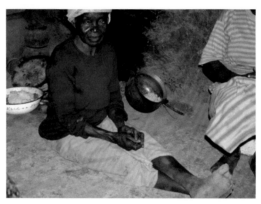

彈性良好的腿後肌可以讓婦女做家務時伸腿久坐（布吉納法索）。

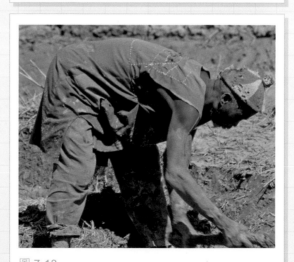

圖 7-18

有點「不完美」的彎身姿勢：胸椎出現些許彎曲，腰椎則保持平坦（布吉納法索）。

## 長時間彎身

當你長時間彎身時，例如在花園除草，會很自然就把前臂、手肘或手掌擺放靠在同側腿部上（圖7-20），這是放鬆背部肌肉最好的方式。

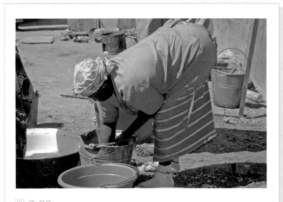

圖 7-20
手臂靠在大腿上休息放鬆，有利於長時間髖關節彎身（布吉納法索）。

## 坐著時彎身

彎身的原則也適用於坐姿或站姿（圖7-21）。

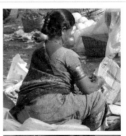

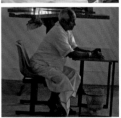

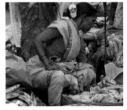

圖 7-21
圖中的人就算坐著，也都能使用髖關節彎身（印度）。

## 過重

身材豐碩者反而有優良的彎身姿勢（圖7-22），也許是因為不良的彎身姿勢會帶來立即且激烈的疼痛。

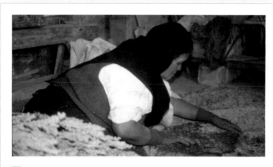

圖 7-22
這位身材豐碩的女士，彎身技巧極佳（厄瓜多爾）。

## 髖關節彎身讓運動員有許多優勢

對絕大多數的運動來說，髖關節彎身讓運動員全身呈現優化的力學姿態，肩膀保持在基準位置，使手臂伸展範圍最大化、讓手臂血液循環最佳化；骨盆前傾則讓下肢處於力學優勢；另外，髖關節彎身能減輕關節的壓力，有助於預防運動傷害、延長運動年限。

下圖（圖7-23）是我兒子（圖右）贏得灣區摔跤錦標賽的照片，一般人反而看好比他強壯的對手。注意看他的整體姿勢，比較優良的手臂位置讓他的伸手範圍更廣，臀部位置則讓他重心穩固，這些條件不管在何種運動都適用。

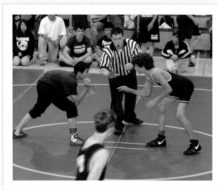

圖 7-23
髖關節彎身有利提高運動員的優勢。

## 如何訓練幼童做髖關節彎身？

從嬰幼兒時期開始訓練他們保持良好的脊椎校準相當重要（第 25 ～ 26 頁的圖 F-13、F-14），可以讓幼童從小就養成把軀幹當成單一物件的習慣（圖 7-24），不會讓他們在做手部或腳部運動時，輕易就造成脊椎扭曲。此外，若能提供優良示範，也能幫助幼童發展並保持良好的動作模式。

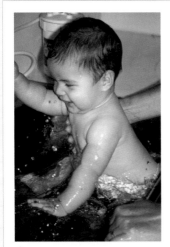
美國

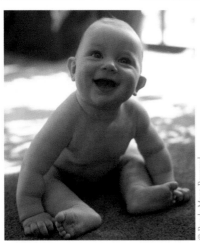
美國

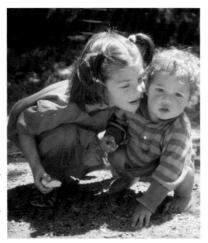
美國

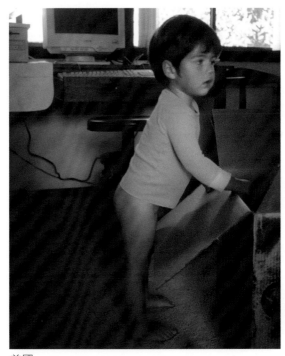
美國

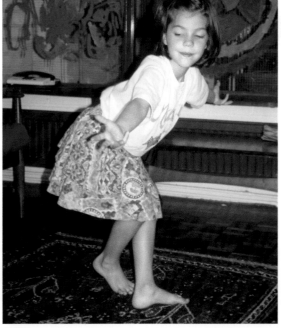
美國

圖 7-24

從小就養成端正體姿的幼童，很簡單就能做到髖關節彎身。

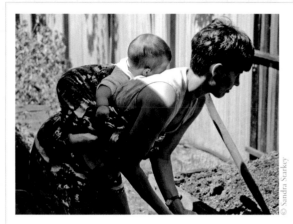

美國

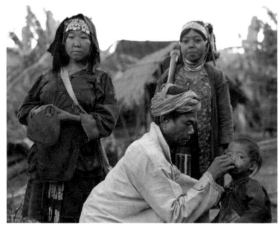

泰國

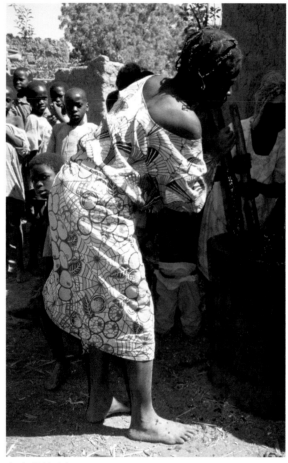

布吉納法索

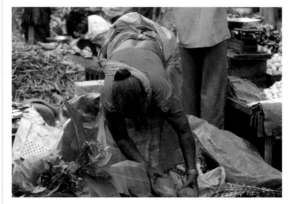

印度

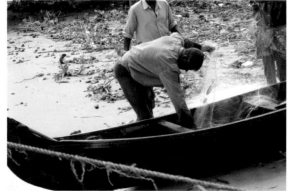

印度

# 重點複習

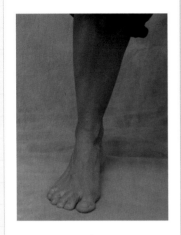

a. 雙足分別做出臀形足弓。

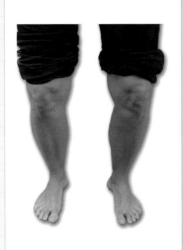

b. 雙腿向外旋開。

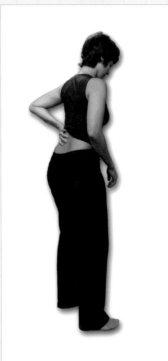

c. 謹慎校準脊背。

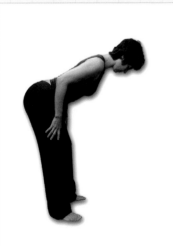

d. 用髖關節彎身，而不是用腰部。

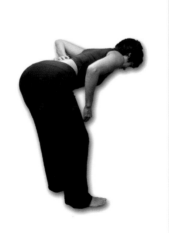

e. 脊柱溝保持一樣的深度。

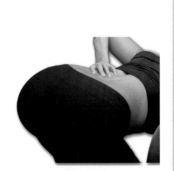

f. 做深彎身時，把骨盆放置在雙腿間。

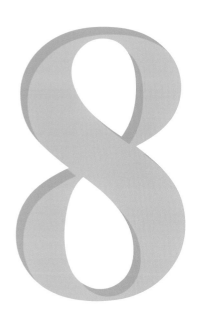

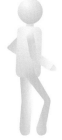

# 滑步走路

## 走路要向前推進，不是向下跌

這名布吉納法索的婦女正從晒衣場走回來。注意看她腰薦骨明顯的角度、發達的臀部肌肉、位於軀幹相對後方的手臂位置、挺直的頸部及自然向下縮的下巴。

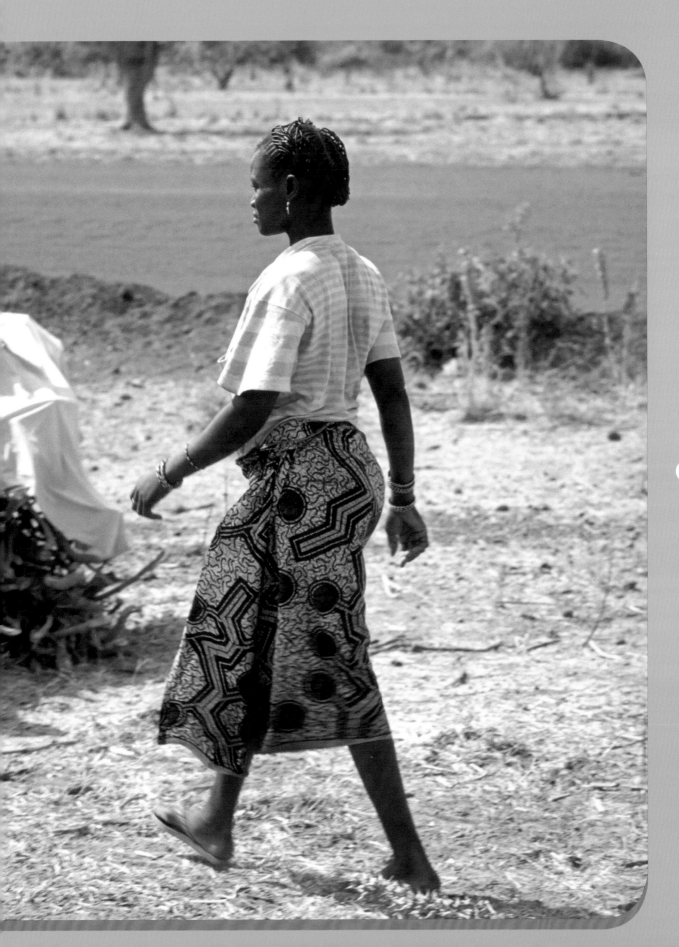

本課將學會優雅健康的走路姿勢。走路常被視為最好的運動之一，確實如此，**健康的快走對心血管是極佳的運動，同時對關節、骨骼和肌肉來說，是相對低風險的運動，能有效幫助下肢肌肉的伸展和健康** （圖 8-1）。

**然而走路姿勢若是不當，可能會因為過度使用關節、肌肉使用不足，而造成關節的傷害和退化。** 對生活在工業社會的人來說，跨步前進的腿反而會阻擋前進的動能，造成身體向下跌的動作；而**臀肌和腿肌使用過少的話，每踏出一步就會造成背部痙攣扭曲、前彎或隆起，對承受身體重量的骨骼來說，每走一步就是對骨骼一次的攻擊** （圖 8-2、8-3）。

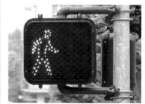

圖 8-2
不佳的走路姿勢使髖關節容易受磨損、讓腿部和臀部肌肉無法獲得足夠運動量。

圖 8-3
在工業社會裡，走路姿勢普遍不佳，即便是交通號誌的小人也沒有好的走路姿勢。

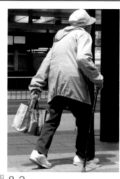 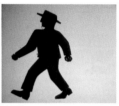

美國　　　　　　　　　法國

在擁有完善運動傳統的國家中，交通號誌也相對展現出優良的走路姿勢。

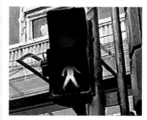 

保加利亞　　　　　　　義大利

圖 8-1
滑步法讓各部位肌肉都能得到適當運動，還讓關節透過健康的校準及溫和的腳步得以獲得減壓。

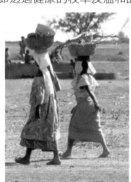 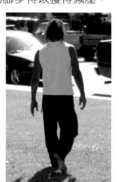

布吉納法索　　　　　巴西

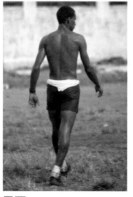 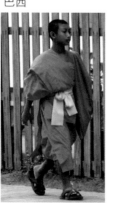

巴西　　　　　　　　寮國

走路應該是一系列向前推進的過程，臀部和腿部肌肉強烈收縮讓身體向前推進，如此肌肉才能獲得足夠的運動，背部可免於不必要的磨損。當臀部、腿部、足部動作時，軀幹要保持穩定，手臂和肩膀也是要相對穩定，除非你真的走很快。走路應該要像在外太空滑行漫步的感覺，這種步行方式在現代的社會可說是相當稀少，我替它取了個特別的名字：滑步法。

滑步法的優點之一是強化臀部肌肉（圖8-4），**強壯的臀肌能支撐前傾的骨盆，這是健康姿勢的關鍵；強健的臀肌在保持人體平衡、避免跌倒也扮演重要的角色。** 在工業化社會中，臀部肌肉不夠發達的現象帶來更嚴重的問題，特別是一跌倒就容易骨折的老年人。

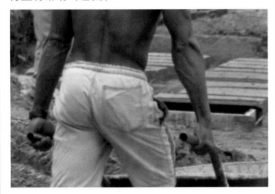

圖 8-4

滑步法可以強化臀部肌肉。強健的臀肌對前傾的骨盆有幫助（巴西）。

滑步法是日常生活動作中少數能伸展腰肌的動作，腰肌位於腰椎前端到大腿股（股骨）內部上方，緊繃的腰肌會讓腰背部前彎造成背痛，滑步法中的推離動作可以讓腰肌獲得伸展（圖8-5）。

圖 8-5

滑步法能有助於腰肌的伸展。

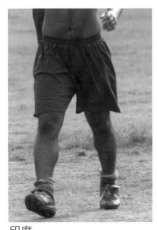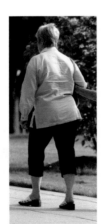

印度　　　　　　　　美國

滑步法提供強化足弓肌肉的機會，**多數人行走時只用到腿部肌肉，但理想狀況是，走路應該也要用到足弓肌肉。若是赤腳行走在未經開墾的地面上，在捉住和推離地表的行走過程中，自然會強化足弓肌肉，但現代各式的流行鞋款和人工地表，人們行走其上時，肌肉的使用只是用來拍打地面。** 使用滑步法走路的每一步，能幫助足弓肌肉積極參與整個走路過程（圖8-6）；有點像騎自行車，除了腿部大部分的肌肉外，每踩一次踏板足弓肌肉就會跟著強化。

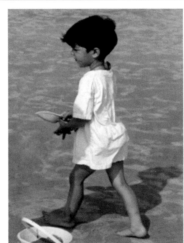

圖 8-6

滑步法走路可以強化足弓肌肉。強壯的足弓肌肉可以維持足部基準形狀，成為其他肌肉行動時的依靠。

美國

就許多方面來說，滑步法走路可以保護髖關節的健康。首先，滑步法能夠強化臀肌、延展腰肌、有助於骨盆回復前傾位置、髖關節回復正常結構；沒有校準的髖關節會造成周邊肌肉僵直，容易讓髖關節罹患關節炎（圖8-7），使髖關節回復原始正常結構，不僅能防止關節炎惡化，還可以復原已經造成的傷害。其次，滑步法中的每個步伐都有放鬆的「擺動週期」（圖8-8），能修復大腿骨頂端（股骨）和髖關節窩（髖臼）之間關節的健康空間。許多人會不小心讓髖關節附近的肌肉長時間緊繃，因此造成髖關節內的壓力。

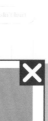

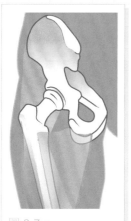

圖 8-7 a.

髖關節一旦校準正確，關節周邊的肌肉就可以適時放鬆，讓關節內空間足夠，能使腿部與髖骨間得以正確接合。

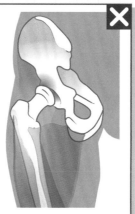

圖 8-7 b.

若是髖關節校準不佳，周邊肌肉被迫繃緊，關節內空間卡緊，腿部和髖骨之間接合不當，造成關節容易出現關節炎病變。

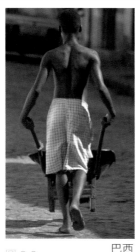
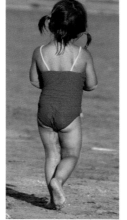

巴西　　　　　　　美國

圖 8-8

滑步法的擺動讓腿部輕鬆閒適地從髖臼下方垂下，為髖關節重建所需的健康空間。

用滑步法走路時，擺動週期會讓大腿像鐘擺一樣從髖關節處垂下，拉長肌肉。滑步法帶來的衝擊很小，對臀部或承重的關節都不會造成危險。沉重的腳步會擠壓髖關節（以及每一塊負重的關節）。滑步法會把負重的關節所承受的壓力限制在最健康的層級，有效

防止骨質疏鬆，不會造成磨損或產生關節炎病變。

接下來的課程分成許多單元，有詳細的步驟解說，也許你認為自己可以一次學會，但事實上大多數人無法一次學好，記住，小時候你可是花了 1 年時間才有辦法成功踏出人生的第 1 步，現在你正在重頭練習走路，在這之前，你必需忘記自己習以為常的舊模式，才能熟習新的運動模式，不過別擔心，這時間不會太久，因為這次你已經長大且有智慧，還有精確的指導方針。

## 滑行走路的優點

✓ 強化臀部肌肉，促進平衡並協助保持骨盆前傾。
✓ 強化腿部肌肉。
✓ 伸展腰部肌肉。
✓ 強化足弓肌肉。
✓ 修復並維持健康的髖關節。
✓ 為負重的骨骼提供適當壓力，避免骨質疏鬆症。
✓ 減輕負重關節的過重壓力，防止磨損。
✓ 促進全身循環，特別是腿部，預防血液凝塊、靜脈曲張及其他問題。

> 這個方法讓我避免第 5 次的足部手術，如今我已可以毫無痛苦的走路，這個方法給了我新生活。
>
> 安樂・羅特曼，企業主
> 奧瑞岡州太陽河

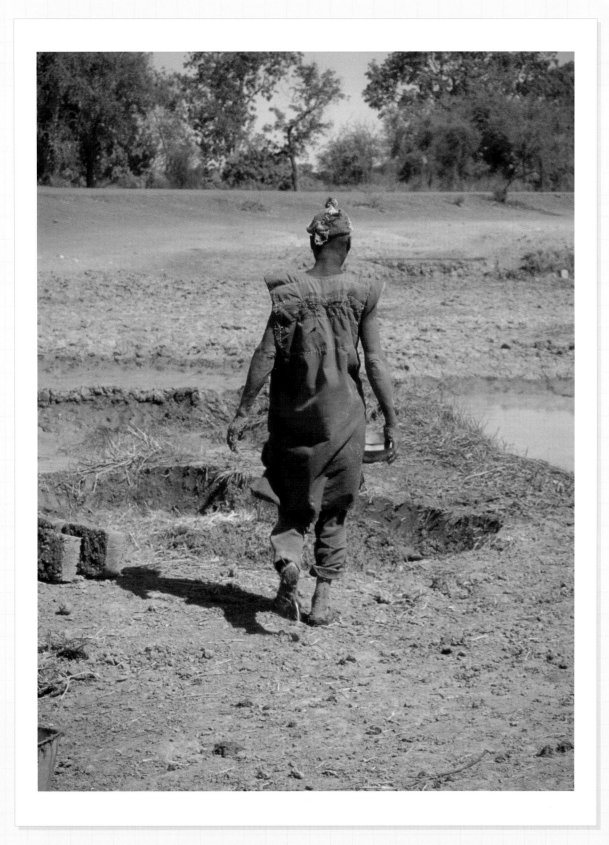

## 開始準備走路

你可以從這個單元學到準備的動作、推進以及走路時的擺動週期。

**需要的設備**

✓ 一面全身鏡。

✓ 一面牆、桌子或是
　支撐平衡的櫃子。

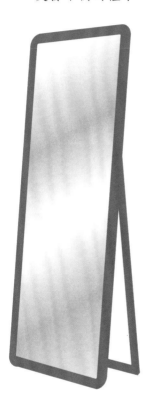

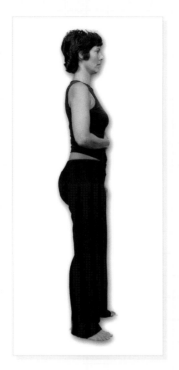

### 1 STEP

### 骨盆前傾、膝蓋
### 柔軟的站好

骨盆前傾能讓臀部獲得力學上的優勢，
取得走路時推地蹬離的動力；確認頸
部已拉長，肩膀已旋轉向後，胸腔下
方的前端和腹部齊平。為取得平衡，
可把一隻手放在牆上、桌上或櫃子上。

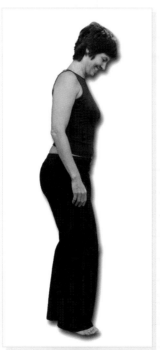

### 2 STEP

### 全身重量放在左腳

儘量減少干擾身體的其他部位。要
特別注意，骨盆從左到右都要保持
在同一水平線。

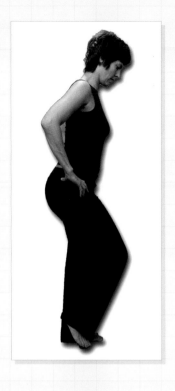

## 3

STEP

### 彎曲右膝，以腹股溝為樞紐

不要縮攏骨盆或用到四肢的力量。讓骨盆更前傾以便鬆開四肢，這個動作可迫使腰肌自動進行下個步驟。

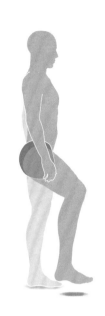

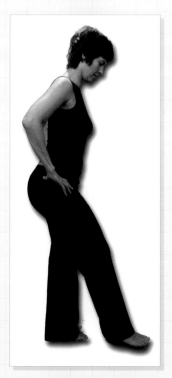

## 4

STEP

### 右腳向前移動，彷彿要踏出一個步伐一樣，但不要把腳踩在地板上

同樣地，不要縮攏骨盆或把軀幹移動向前，如果可以，站在全身鏡前檢查自己的動作，確認臀部固定在同樣位置。

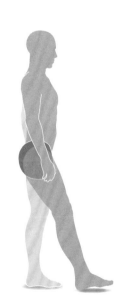

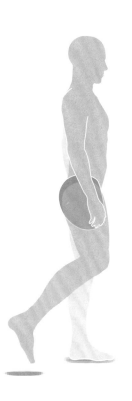

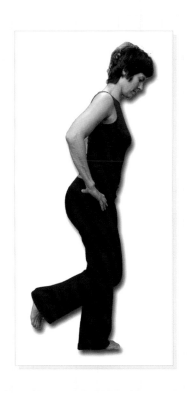

右腿向後移回，彎曲
右腿膝蓋，讓足部掃
過地板

要確認你的足部掃過地板。

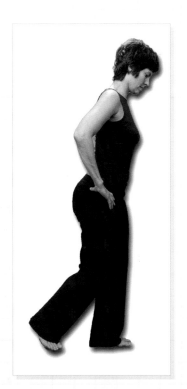

拉長身體後方的右腿，
把蹠骨（前腳掌）置
於地板上

不要將腳向後拉的太長，否則反而會
移動了骨盆或軀幹的位置。所有的動
作只集中在髖關節，右腳腳趾頭在左
腳腳後跟後方不遠處接觸地板。

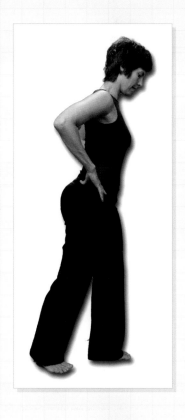

## 7
### STEP

繃緊右臀，伸直右腿，將
右腳腳後跟往地板放下

你應該會感覺得到右臀的臀中肌收
縮。如果做這動作有困難，**227** 頁的
運動可以協助你。

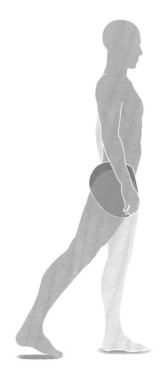

拉緊臀部，伸直腿部，
將腳跟往地板放下，為
滑步法做準備。

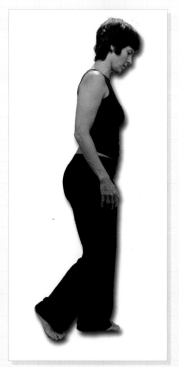

## 8
### STEP

放鬆右髖關節區域的所
有肌肉，放鬆右腿往前，
但把大拇指指尖保留在
地板上

右腿向前移時，讓它輕鬆地從髖臼處下
垂，右膝會自然往左膝靠攏和放鬆。

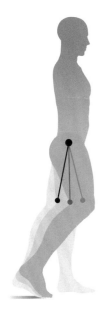

放鬆髖關節周圍的肌肉，腿部才能像鐘擺一樣。

當腿部前後移動時，注意骨盆仍然保持平穩。

## ⑨ 右手放在右大腿上，然後輕輕推

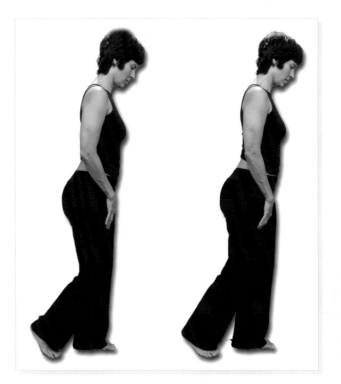

你的右腿應該會像鐘擺一樣自由地擺盪，如果沒有，表示剛才的步驟並沒有讓你完全地放鬆所有肌肉。

## ⑩ 右腿重複多做幾次 步驟 3 ～ 9

努力練習在不動軀幹的情況下，做出順暢的腿部動作。

## ⑪ 現在改把重心放在右腿， 左腿重複上述步驟

按照順序多練習，直到能輕鬆做好每一步，就可以在日常步行中融入這個技巧。向前推的動作類似於踏出的步伐，向後的動作則類似蹬地推離，鐘擺動作類似每步之間的擺盪週期。

# 滑步走：重點放在承受重量的腿部

走路時，雙腿來回的替換是發生在「主動的承重」和「被動的擺盪」，練習這個動作時，要專注於承受重量的那隻腳。

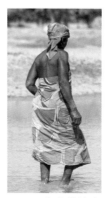

布吉納法索

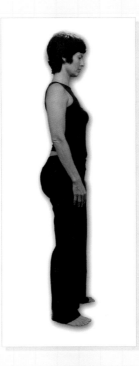

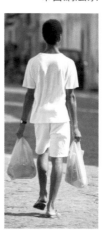

## ① STEP

### 就像上個單元一樣，端正的站好、骨盆前傾

確認你的雙膝柔軟、沒有鎖住。

巴西

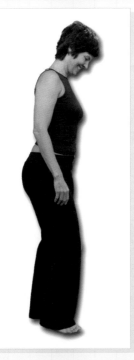

## ② STEP

### 將重心放在左腿，左臀的肌肉要一起參與動作，同時彎曲右膝、以腹股溝為樞紐

先暫停確認以下事項：

✓ 骨盆要是保持前傾的狀態。

✓ 左大腿的腿後肌群收縮時，左大腿骨會被大腿內部肌肉拉回，這個動作一開始很難感受得到。

✓ 來自身體其他部位的干擾要降到最低，骨盆從左到右都維持在同一個水平。

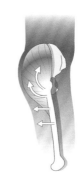

開始走路時，臀肌會把大腿肌肉內的股骨上端向後拉，若能感受到這個動作會很有幫助。

走路時，肌肉在踏步中的健康動作

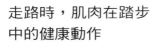

相片中少女的左臀肌肉明顯地收縮（巴西）。

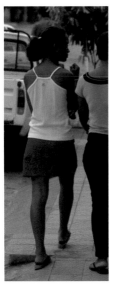

進一步收縮臀部肌肉，讓腿部甩回軀幹後方；由於足部牢牢地踩在地板上，因此這個動作可以推動身體前進。

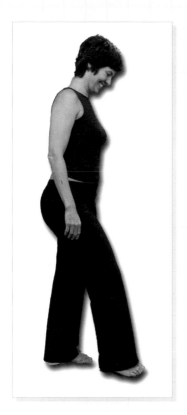

## 3 STEP

### 伸長右腳但不可縮攏骨盆

做這個動作時，右腿依然要呈現放鬆狀態。

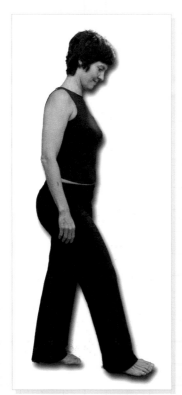

## 4 STEP

### 右腳向前移動時，緊縮左臀所有肌肉來向前推進

不要突然地收縮臀部肌肉，這樣可能造成不穩且跨出過高的大動作，相反地，應該要慢慢地收縮，直到縮到最高點，才能形成向前時可受控制的推力。

**STEP** 左腳腳後跟下壓到地板上，保持
左腳挺直，收縮左邊的臀中肌

走路時，臀部正確緊縮
的健康範例

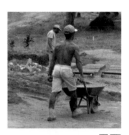

巴西

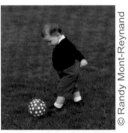

美國

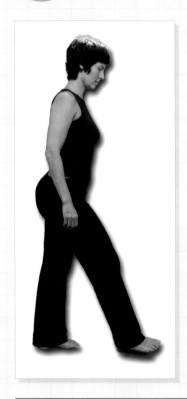

在右腳「擺盪週期」的最後階段，也就
是右腳即將觸及地面的那一刻，你的左
邊臀中肌應該是正處於收縮的最高點；
這個動作可以避免身體因為重量而前
傾，同時避免右腳落地時施力過大。

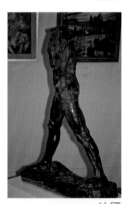

法國

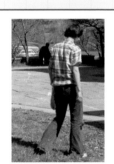

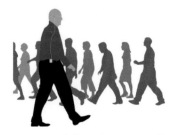

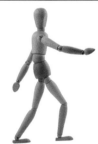

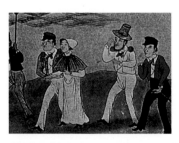

常見錯誤包括沒有充分收縮臀肌、過慢收縮臀肌、沒有伸直後腿、腳跟抬離地
面時間不夠久。

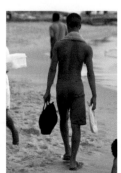

巴西

走路時，腳落地前膝
蓋彎曲的健康範例

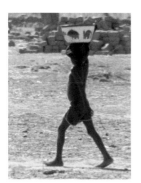

布吉納法索

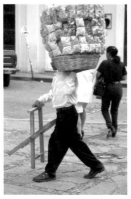

墨西哥

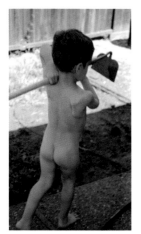

美國

**6** STEP 輕輕地把右腳放低到地板上

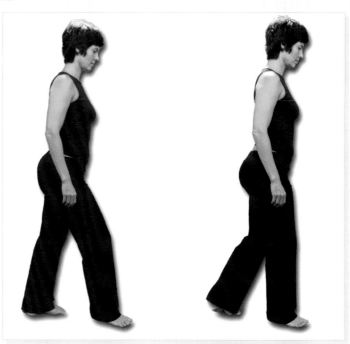

右腳跟先著地，但腳的其他
部位沒有過慢才落地。右腳
跟踏到地面上時，右膝微曲
並放軟；落地時，左腳變成
被動的那隻腳，左腿和左臀
肌肉因此全部放鬆。

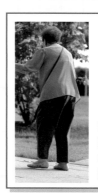 ✖

常見錯誤是：當前腳
腳跟踏上地面前臀
中肌就放鬆了，這會
造成步伐過重。

**7** STEP 另一隻腳重複同樣的練習

要特別留心於承受重量腿部的臀部肌肉收縮。

**8** STEP 慢慢練習走幾步，
專心在承重的腿部

## 滑步走：重點放在腿部的擺盪

健康走姿中，被動過程和主動過程一樣重要，前腳落地的同時，後腳肌肉要立即放鬆並向前逐漸跨步。

**1** STEP
### 假裝自己走路走到一半

左腿在後方伸直、緊縮左臀、左腳跟壓在地板上。

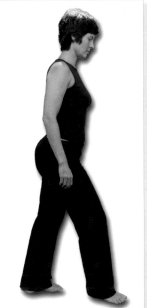

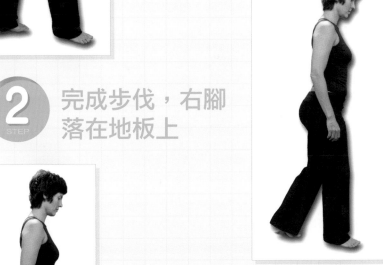

**2** STEP
### 完成步伐，右腳落在地板上

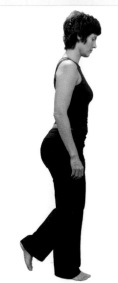

**3** STEP
### 有意識地完全放鬆左臀區肌肉，讓左腿可以逐漸向前跨步

前腳著地後，後腳放鬆的健康走姿範例

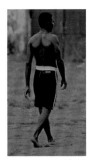
巴西

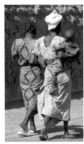
布吉納法索

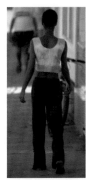
巴西

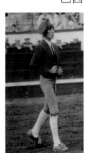
葡萄牙

放鬆腿部擺動的
健康走姿範例

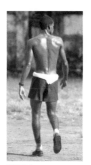

巴西

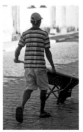

巴西

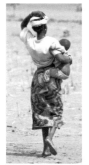

布吉納法索

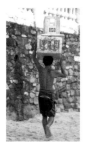

巴西

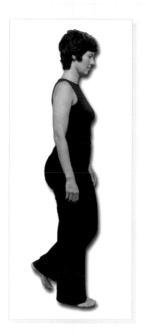

**4** STEP

## 左腳腳趾抬離地面時，保持髖關節和腳踝肌肉放鬆

若是腳踝確實放鬆，在後方的人應該可以看到你的完整腳底；若是髖關節確實放鬆，你就可以感受到鐘擺的效果。

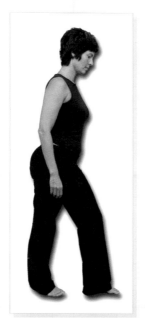

**5** STEP

## 完成開始要走路的姿勢，讓右腳保持在後方

**6** STEP

## 慢慢走幾步，專注在擺盪的腿部、不理會承重的腿

若你覺得在肌肉強烈緊縮後要馬上放鬆很困難，可以暫停步伐，直到整個動作變得簡單後再重做。

## 結合所有的分解動作：精練你的步伐

走路時的主動過程給你動力和速度，被動過程則讓你放鬆和優雅，在這個小節將教你結合這兩種過程，讓走路充滿自信力量又高雅。這是本書最複雜的部分，你可能會很容易就感到不知所措，因此應該要先熟習前面的幾個動作，接著再精練下面 2 到 5 的步驟。

**1** 先走幾步，專心地感受每一步動作中的主動和被動

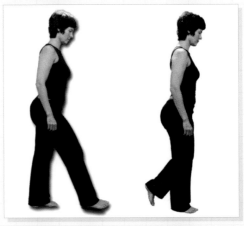

若覺得有困難，可以像我其他學生的做法，交替地做肌肉的極度縮緊和極度放鬆，放慢腳步。許多學生在正確走路時，會覺得自己的身體向前傾，記住要抗拒「站直」的感覺。

**2** 當後腳膝蓋要超越前腳膝蓋的那一刻，先暫停步伐，照鏡子確認臀部的位置

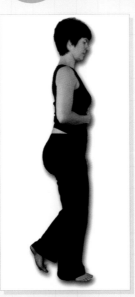

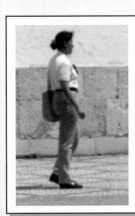

常見的錯誤是走路時讓骨盆帶領身體前進，這會破壞你的步伐。若是你的骨盆位移的太前面，要把它調整回後方。

在此刻，臀部應該是要堆疊在承受重量的腿部腳後跟之上。

健康步伐中的主動與被動範例

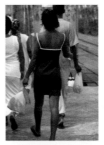

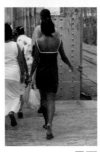

巴西

步行中臀部的健康位置範例

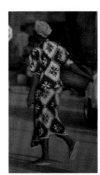

布吉納法索

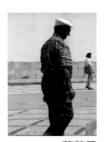

葡萄牙

## 走路一直線的範例

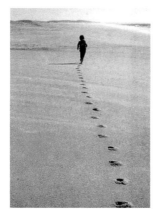

巴西

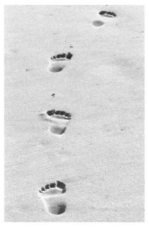

巴西

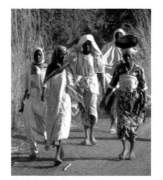

布吉納法索

**3** STEP

### 走成一直線，雙腳的腳後跟內側都踏在直線上，腳尖稍微向外

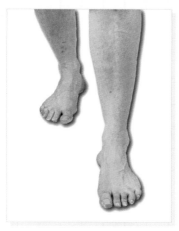

找個有線條的地板，像是硬木地板或條紋地毯，跨站在一條線上，順著線條方向走，腳踩在地板時，注意腳部的方向。感受大腿內側肌肉（外展肌）帶領腳跟內部對準這條線。

常見錯誤包括：　✕

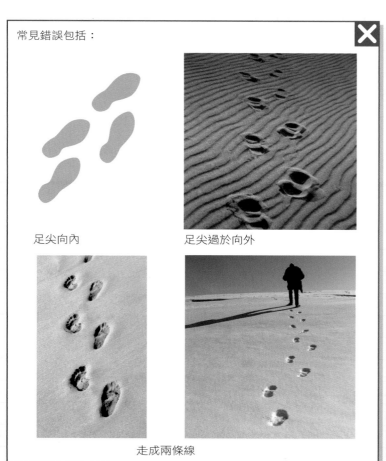

足尖向內　　　足尖過於向外

走成兩條線

**4** STEP 利用腳部加強你的蹬地推離。收緊後腳足弓肌肉，讓後腳能成為提供強力推地蹬離的穩固支撐平台

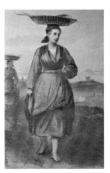

用穩固有力的足弓肌肉蹬地推離的範例

法國

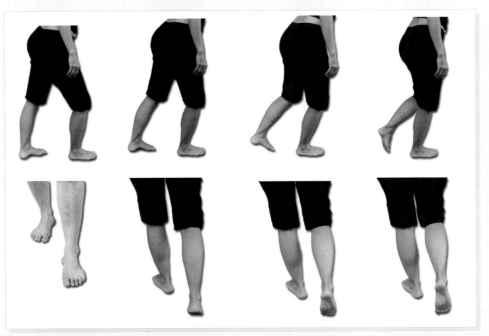

後腳在推地蹬離時，可能會破壞扭曲足部的健康結構，這個動作可以讓後腳維持好的結構形狀。

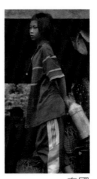

布吉納法索

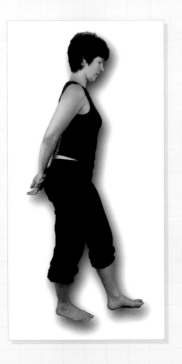

**5** STEP

雙肩各做肩膀旋轉。接著將雙手放到背後，一隻手緊握另一隻手或手腕，將手背放在臀部上

這個動作讓你無需特別費心，就能用健康的方式調整肩膀位置，同時還能檢視臀部肌肉的動作。

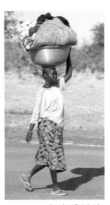

走路時肩膀的健康位置範例

泰國

滑步法走路的範例

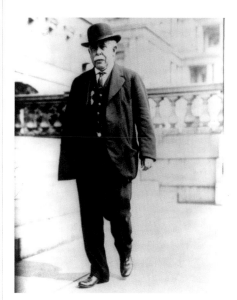

美國

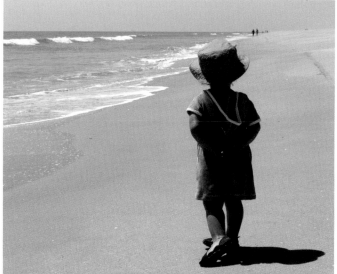

美國

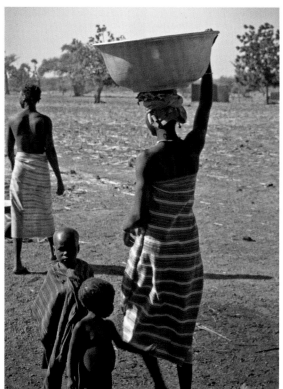

布吉納法索

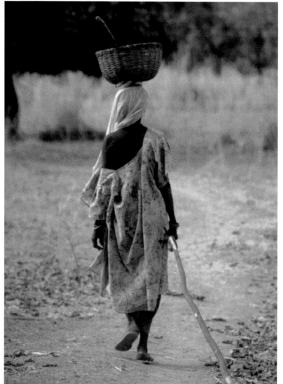

布吉納法索

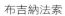

滑步法走路的範例

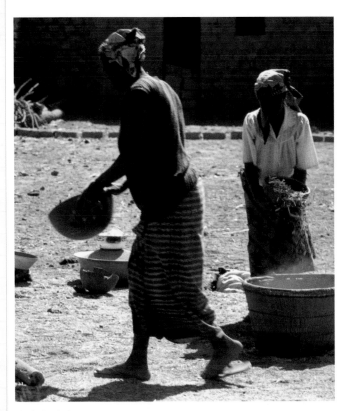

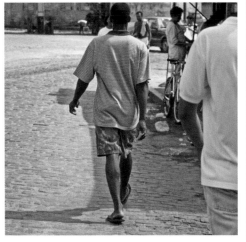

巴西

布吉納法索

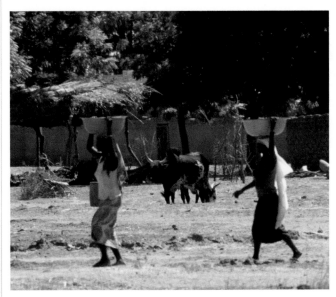

布吉納法索

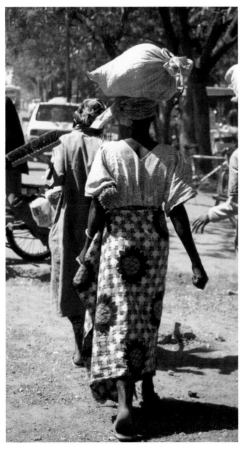

布吉納法索

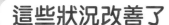
## 這些狀況改善了

學習滑步法的第 1 週，肌肉組織可能會出現明顯的改變。我很多學生在學習滑步法第 1 堂課的隔天，都有臀部肌肉酸痛的現象，不過 1 週後，他們通常就有更堅實和高翹的臀部，每一步都像是珍芳達的「驢踢步」動作，也就是說是許多重複的動作。

當走路變成一系列的向前推進時，步伐會更輕快、動作會更優雅，走路的體感變得更順暢和平靜。一段時間後，臀肌、腿肌和足弓都能獲得強化，如果你走路速度很快，那麼就連人體內建護腰的肌肉也會變強壯；另外，可能會發現之前繃緊的腰肌也拉長了。

## 遇到這些問題時…

### 感覺身體向前傾

初學滑步走法的人，站立時通常會覺得身體向前傾，這感覺很正常。為了讓自己安心，你可以照鏡子，從肩膀到腳，檢視自己的身體，會發現其實自己站的很挺直（有些人可能還是有脖子僵直、頭部過於向前的狀況）。事實上，剛在學滑步走法時，身體的刻意向前傾，反而有助於了解滑步走法中臀部和腿部應如何動作。

### 習慣縮攏或前推的骨盆

就算了解走路時保持骨盆前傾的重要觀念，但可能還是有縮攏或前推骨盆的強烈慣性動作，只要了解原因，就可以幫助改正舊習慣。之前走路時，你可能是用大腿肌肉（股四頭肌）來推進前腿和骨盆，現在則要**用腰肌來推進前腿，用臀部（臀肌）來推進骨盆**。骨盆縮攏時，四肢的動作更有效率；然而骨盆前傾時，則能更有效率的使用腰大肌和臀肌。改變骨盆位置，等於是大幅改變走路時牽動的肌肉動作，這個變革可不簡單。

### 臀部的收縮和前推的動力無法相互協調一致

想感受後腿臀部的收縮力量如何將你前推，可以把手放在臀部上來感覺走路時的肌肉收縮，此時你可能會發現，前推動力不只來自臀部，還包括其他肌肉。別擔心，假以時日一旦臀肌強化、更熟悉肌肉收縮方式之後，就更能協調這兩個動作，也不會再錯用股四頭肢肌。

### 後腳腳跟停留地板有困難

為了讓後腳腳跟盡可能留在地板上久一點，前腳落地時可以微彎膝蓋。想像自己正在爬坡、溜冰或後腳跟黏著口香糖，我在指導這個觀念時，常會故意站在學生後方，用腳趾輕輕夾住學生腳跟的阿基里斯肌腱上（圖 8-9），這個動作也許會讓你想起小時候兄弟姐妹在你走路時，踩住你的鞋子的那種感覺。

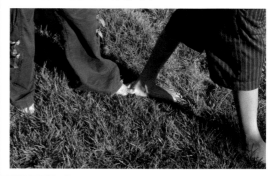

圖 8-9

在他人走路時，夾住他的腳跟，能夠協助他把腳跟停留在地板上的時間拉長。

### 端正體姿不見了

學習這個新的走姿時，常常會出現退步現象，回到之前的舊習慣，因為實在有太多新東西要學，偏偏要忘記好的體態又是非常容

易的，這時你可以暫停一下，重新調整肩膀、頸部、頭部和腰背部，注意不要縮攏或前推骨盆，也不要為了「站直」而讓腰背部前彎，回頭看第 6 課的「遇到這些問題時…」，提醒自己如何校準肩膀、如何優良地堆疊骨骼，或把雙臂綁在背後（見 159 頁，圖 6-13）就不用花太多心思來調整肩膀位置。

## 無法融會貫通滑步走法的所有元素

對有些人而言，很難改變根深蒂固的走路習慣。如果你認為本課內容太難，你可以先用下述的替代方案：學習並練習基礎的森巴舞步。你可能不知道如何跳森巴舞，因此你像張白紙，必須從頭開始學，你沒有什麼要忘記的舊習慣，這樣就可以毫無困難地忘記舊的走路習慣，然後便能夠從頭開始學習滑步法的動作，這個方法通常很有幫助。

## 替代方案：學習基本的森巴舞

這裡教授的舞步和正統 3 拍、搖擺臀部的森巴舞有些不同，這個版本重點放在滑步法所需要的動作（圖 8-10）。

1. 右腳稍向後踩，右腳後腳跟踩在地板上，伸直右腿，右臀用力繃緊。微彎左膝（前腳膝蓋），好讓後方的右腳腳跟能接觸到地板，這是第 1 拍。
2. 這個動作停 1 拍。
3. 右腳向前移，回到最初姿勢。
4. 左腳重複同樣動作：往後踩、腳跟著地、伸長左腳、縮緊左臀、停 1 拍、回到最初姿勢。
5. 左右腳替換重複同樣動作，直到這個動作越來越熟稔。

當雙腳都熟習這個動作且「記住」後腿的位置，就開始以同樣節奏練習「向前踩」，雙

腳都要練習。向前「踩」然後保持同樣姿勢至少 1 拍，接著練習向前「移動」，雙腿交替變換位置，讓整個動作保持順暢，直到感覺像在走路。如此你就能毫無困難地忘記舊的走路習慣，並學會滑步走法。

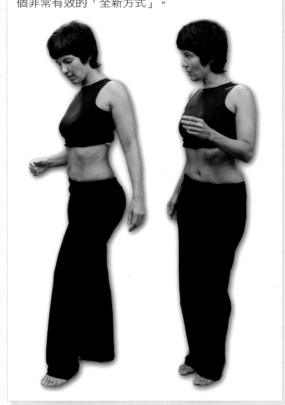

圖 8-10
透過改良式的森巴舞步學習健康的走路姿勢，是個非常有效的「全新方式」。

# 補充你的常識

## 直線走

202 頁步驟 3 提到的「走一直線」有個有趣的歷史；北坦尚尼亞奧度瓦伊峽谷發現了最古老的人類腳印（圖 8-11），這對平行足跡被稱為「萊托裡腳印」，推想應該屬於 1 個成人和 1 個小孩，2 人都是「一直線」行走，也就是雙腳的腳跟內側都踩在同一條線上，這個發現被用來當成人類祖先和現代人之間

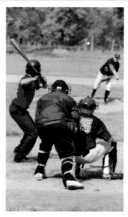
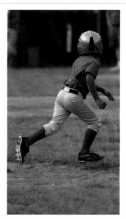

演化差距的證據。這個論證沒有錯，現代人走路確實是會形成兩條線，走成兩條線是現代工業社會才出現的文化扭曲，如今世界上其他生活在傳統社會的現代人（包括現代早期社會的人們）都是走成一條線。這個萊托裡直線足印的發現，與其說是演化差距的證據，不如說是演化趨近現代人的論點。

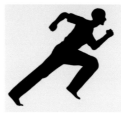

圖 8-12
從事激烈運動時，身體會自然前傾，臀肌因此被推到最有利的力學優勢位置。

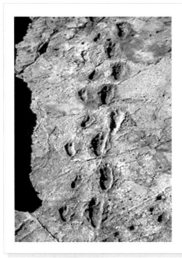

圖 8-11
萊托裡腳印，距今約 370 萬年前，是雙足行走「一條直線」的證據，與現今生活在傳統社會的人類相似。

## 為前進的步伐取得更大的力量

許多運動例如跑步、登山、溜冰，每一步都需要更大的力量，當從事這些運動時，身體會自然前傾，將臀部推往能取得最大力學優勢的位置（圖 8-12），就和走路時使用臀部的方式相同，這在運動型文化中是相當典型的特徵。在我們的文化中，當我們沒有碰到劇烈活動中的額外傷害時，我們常常傾向縮攏骨盆，而這個姿勢會減少臀肌對走路時的幫助。

## 和肯亞人一樣跑步

若你曾觀察過肯亞人或其他超級跑者，也許會發現他們在跑步時是挺直上半身的。他們的姿勢看起來和上面說的把身體前傾、以取得最佳力學優勢的說法矛盾。事實上，許多超級跑者的腰背部曲線非常健康，既能讓骨盆前傾（為臀肌提供所需要的力學優勢），又能有挺直的身軀。其重要的因素在於不必讓跑者們傾斜軀幹的前傾骨盆（圖 8-13）。

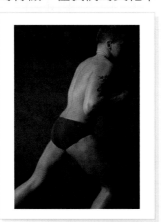

圖 8-13
這些優秀的跑者們同時展現了前傾的骨盆和直挺的軀幹。

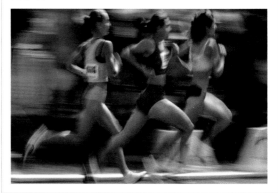

## 重點複習

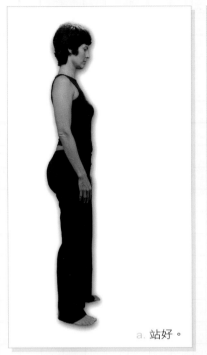

a. 站好。

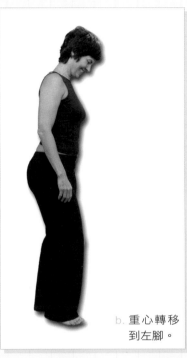

b. 重心轉移到左腳。

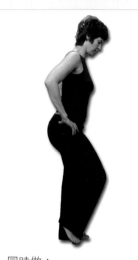

c. 同時做：
✔ 彎曲右膝，以髖關節為樞紐，放鬆右腳。
✔ 開始伸直左腿，縮緊左臀，把左腳跟放在地板上。

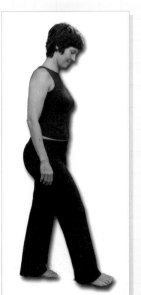

d. 右腳向前伸長，並逐漸伸直左腳，縮緊左臀。

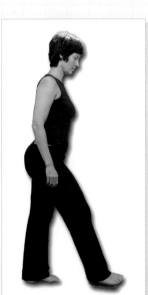

e. 左腳強力地離開地板，更進一步伸直左腳，縮緊左臀，把左腳跟放在地板上。

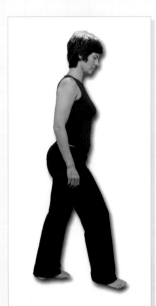

f. 慢慢地把右腳放上地板，先放腳跟，膝蓋微彎。

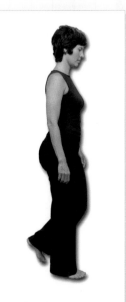

g. 放鬆左腳。

# 附錄 1

## 自選運動

有助於正確姿態及健康的運動
強化並伸展關鍵肌肉，加速你改善姿態的進度

我的方法有許多優點，其中之一就是不需預留特別的練習時間。然而你也許需要在初期練習時先做些運動，強化並提高關鍵肌肉的彈性。附錄 1 的運動都很安全和有效，而且能有助於優良體姿，你最後可能不再需要這些運動，因為你已經在日常活動中展現出健康的好姿態；光是每天的身體力行，肌肉就能充分達到最大量的延展與強化，未來，你將能夠享有這樣的永續循環：健康的體姿支持健康的肌肉、健康的肌肉支持健康的體姿。

做這些運動時，萬一還沒有暖身，記得要慢慢調整，不要一下子做太快，否則身體容易受傷。

### 運動要做多少、做多久？

一般來說就是保持讓自己舒適的程度，這些運動會讓你疲累卻感到開心。許多人發現，一個姿勢或伸展維持在 30 秒到 1 分鐘之內是最為恰當的，如果要重複這些動作，試著做 8 到 10 次，每次做 2 組動作。這些練習運動的種類如下：

- ✔ 強化軀幹的肌肉。
- ✔ 強化和伸展肩膀的肌肉。
- ✔ 強化和伸展頸部的肌肉。
- ✔ 伸展連接軀幹和腿部的關鍵肌肉。
- ✔ 伸展走路時會用到的關鍵肌肉。

### 需要的設備

你需要準備：

- ✔ 彈力帶或是吊帶。
- ✔ 1 或 2 個枕頭。
- ✔ 捲起來的毛巾或棉被。
- ✔ 直徑約 1/2 吋到 1 吋的各種硬質橡皮球。
- ✔ 約 6 英尺長的耐用堅固布料。
- ✔ 1 條小手巾或法蘭絨方巾。

- ✔ 可以倚靠的穩固東西，例如桌子或櫃子。
- ✔ 鋪有地毯或墊子的地面。

## 強化軀幹的肌肉

軀幹有 3 組肌肉需要你特別關心，第 1 是「肋骨定位」，掌控肋骨前方下緣，使它和腹部等高，這能維持軀幹外形、幫助減少脊椎歪斜的機率；第 2 和第 3 組肌肉包括「人體內建護腰」，它們能拉長軀幹、保護脊椎免受壓迫及可能的傷害；「人體內建護腰」的前端包括腹斜肌、上腹直肌以及橫肌；「人體內建護腰」的後端則是由背部最深層的肌肉迴旋肌所構成。

### 強化腹部肌肉

做腹部肌肉最重要的運動時，應該要持續一整天，因為能夠保持軀幹的形態及長度，為了達到這個目標，我們需要有強健的腹肌，若是能維持這個目標，腹肌就可以變強健、持續強健。**在現代的社會，許多人經常久坐，一整天下來，腹肌無法獲得需要的活動，使腹肌沒有辦法保持應有的基本強度，因此便無法達成保護脊椎的任務。**

**傳統的強化腹肌運動通常會扭曲脊椎，例如仰臥起坐，這項運動確實強化了腹肌，但卻讓椎間盤和脊椎韌帶付出相當的代價**，雖然有些方法可以降低對背部及頸部的傷害，卻有相當的難度，特別是對初學者而言。

我在此所提供的方法，如果練習時沒有收縮腹部肌肉，也會在強化腹肌時造成脊椎扭曲。**你必需使用腹部肌肉來避免脊椎扭曲、維持脊椎形狀**，你可以透過這個方式強化腹部肌肉，以達到保護脊椎的原始功能。許多強化腹部肌肉的動作都是躺著做。一開始要

先用錨狀肋骨的定位來取得安全健康的基準位置。

## 給肋骨定位

**1. 躺下時拉長背部，就是第 2 課所教的方法。**

這些運動可以學習如何保護脊椎，但還是有可能產生扭曲。運動前先拉長背部可以避免對椎間盤的傷害，如果一開始沒有先拉長背部，而你又正好有椎間盤受壓迫的問題時，任何運動的扭曲動作都有可能造成傷害。

**2. （非必要）將 1 條厚約 1/2 吋的小毛巾捲放在腰背部和地板間，盡量放低一點，不要讓臀部或尾椎骨抬離地板。**

毛巾捲放在背部凹溝處，毛巾捲很容易就能卡在那個位置，把它往下推，直到毛巾捲不會亂跑，這樣可以支撐你的腰薦（下背部腰椎的最後和薦骨間自然拱起的部位）。整個運動過程中都能將骨盆向前推。

**3. 在頭和肩膀下放 1 個或多個枕頭，雙臂自然擺在身體兩側。**

在完全躺平的情況下，腹部肌肉處於接近整個運動過程的末端，因此腹部是最虛弱無力的。枕頭能有助於肋骨向前轉，讓腹部肌肉處在力學優勢位置；當你為了得到好的身體架構而做腹部運動時，也不會因此拉傷頸部。

**4. 肋骨後部壓到地板上，但不要讓屁股離開地板，你會發現這個動作在呼氣時做起來最簡單。吸氣或呼氣時都保持這個姿勢。**

對許多人來說，這個動作難度極高，但努力達到要求非常重要。這個動作是要在不會造成骨盆縮攏的情況下將肋骨獨立出來。放慢整個動作流程可以幫助你感覺肋骨的獨立。

你可以考慮把手掌放在腰背部處，當骨盆保持原來的前傾位置時，你可以感受到肋骨壓在手掌上。

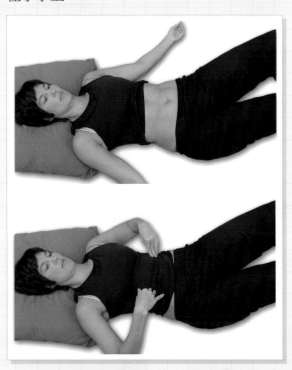

現在，你已經準備好第 1 組動作。接下來是一系列的動作，它們彼此間互有關聯卻越來越難。最好先熟練每個動作後，再進展到下一個動作。

## 踩腳踏車

**1. 先做好肋骨的定位，接著彎曲膝蓋，將膝蓋靠近胸部。**

**2. 伸展腿部，腿部和軀幹保持 90 度。**

確認背部的肋骨仍壓在地板上。這個步驟特別困難，尤其當身體上方的腿開始做往身體內拉和向外伸出的動作時，必需用上腹肌來做胸腔定位、避免背部前彎。

**3. 繼續保持腰背部平坦，同時加上雙腳踩腳踏車的動作。**

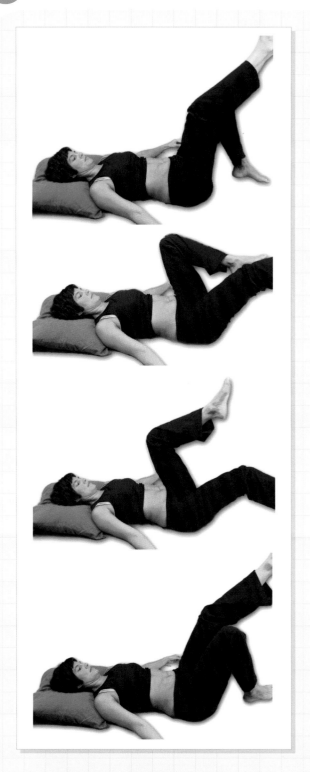

**5. 若覺得踩腳踏車的運動很簡單，腹部肌肉也準備好接受更高一層的挑戰，你可以假想腳踏車踏板是在接近地板的地方。**

當你把腳擺在接近地板的位置時，腹肌必需要更用力，才能讓背部肋骨維持壓在地板的狀態。要確認你沒有過度使用腹肌。在整個運動過程中，脊椎形狀都要保持不變形，這樣腹部才能獲得良好的鍛鍊，卻又不會傷及脊椎的椎間盤及韌帶。

## 滑腿運動

**1. 做好肋骨的定位後，彎曲膝蓋，雙足踩在地板上。**

**2. 慢慢伸長一隻腳，沿著地板滑出去。**
保持足部輕踩地板。

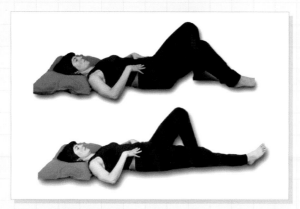

**3. 直到腿部幾乎全直，再把腿部滑回此動作初始的位置。**
整個動作過程中，背部肋骨都要保持緊貼地板。

**4. 多重複幾次這個動作，然後換另一隻腳做相同動作。**

**5. 當腹肌越來越強壯後，慢慢減輕足部踩在地板的力道，直到最後足部離開地板為止。**

**4. 用腹部肌肉來穩定軀幹。**
若是腹肌鬆弛，肋骨會離開地板，身軀就會左右蠕動。

6. 當腹肌準備好接受更進階的挑戰時，再做
   這個動作，不過這次要兩隻腳同時一起
   做。

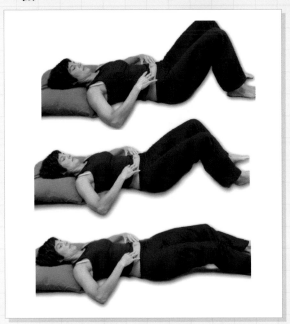

## 舉手運動

1. **先做好肋骨定位動作，接著朝天花板方向
   舉起雙手，然後高舉過頭。**
   確實地將背部肋骨緊貼地板，最困難的挑戰
   是當雙手接近頭部上方的地板時；舉高雙手
   往往會旋轉肋骨並造成腰背部前彎，你要用
   腹部肌肉來對抗這個挑戰。

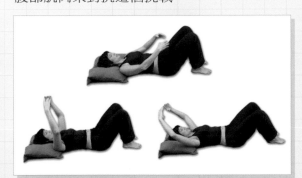

2. **把雙手放低後擺回身邊。**

3. **重複這個動作數次。**
   這個運動同時也訓練舉手拿取超過頭頂的物

品時，背部不會前彎。

4. **若已相當熟練這個動作，可以結合滑腿和
   舉手的運動。**
   移動及伸展四肢時，記得要保持脊椎的形
   狀。這是個非常好的運動，有助於強化核心
   肌群及打造肌肉的運動模式。

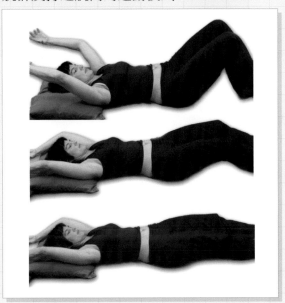

## 抬腿運動

1. **做好肋骨定位後，彎曲雙膝，抬到胸腔
   處。**

2. **伸直雙腿，讓雙腿和身體呈 90 度角。**

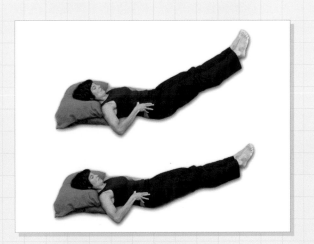

**3. 在保持脊椎不動的狀況下將雙腿往地板放下。**

這動作困難之處在於：運動腿部的過程中，仍要保持脊椎穩定不動。若你覺得肋骨已離開地板，那可能是腿部動作太大。

**4. 把雙腿拉回一開始時的位置。**

**5. 多重複幾次這個動作。**

## 字母運動

**1. 先做好肋骨定位，彎曲雙膝，雙腿抬到胸口。**

**2. 伸直雙腿，讓雙腿和身體呈 90 度角。**

**3. 雙腳併攏並保持伸直，在空中寫英文字母。**

確認你的肋骨是保持在緊貼地板的狀態。

## 剪刀腳

**1. 先做好肋骨定位，彎曲雙膝，雙腿抬到胸口。**

**2. 伸直雙腿，讓雙腿和身體呈 90 度角。**

**3. 從身體側邊開始剪刀的動作，讓雙腿在半空中做剪切動作。**

a）打開雙腿。

b）併攏雙腿。

c）雙腿一上一下地交叉放，要交替變換雙腿的位置。

**4. 若要提高動作的難度，可以把雙腿更貼近地板。**

再強調一次，只有當腹肌能夠把肋骨壓貼在地板上時，才能做這步動作。

有 3 個瑜伽動作對強化腹部肌肉特別有效，分別是棒式、側棒式及船式。為了安全與效果，做此 3 個動作時，要使用人體的內建護腰。

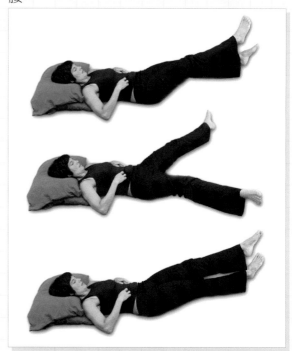

## 棒式

**1. 四肢著地呈現趴跪姿勢，肩膀要在手的正上方，臀部則在膝蓋正上方。**

瑜伽稱這個動作為桌式。

**2. 旋動打開雙肩，不要鎖住雙肩。**

**3 先讓一腳往後伸直，腳趾蜷縮著地，接著再伸直另一隻腳。**

你現在如果雙手打直，就是伏地挺身的姿勢了。

**4. 檢查自己的姿勢，必要時做以下調整：**

a. 身體從雙腳到脖子都保持一直線。

b. 忍住不要讓臀部從這條直線往垂下或抬高。

c. 肩膀朝下方及後方旋轉軸動。使用肌肉

的力量維持肩胛骨和脊椎間原本對應的位置。

**5. 保持這個姿勢，直到肌肉疲勞。**

要是力氣夠的話，就能維持這個姿勢更久。

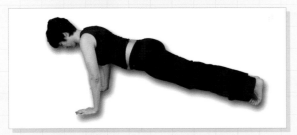

**6. 重複 2 到 3 次。**

若覺得這個動作太困難，可以稍微調整一下姿勢。以手臂撐起身體，而不是只用手掌，或將膝蓋跪地撐起下半身，而不是只用足部來支撐。

## 側棒式

**1. 側躺。**

**2. 旋轉軸動方式打開肩膀，用下臂撐起上半身。**

**3. 臀部抬離地板，用下臂和足部撐住平衡。**

你的身體應該形成一直線，不要讓臀部垂下到地板。

**4. 維持這個姿勢數秒。**

**5. 另一側重複同樣動作。**

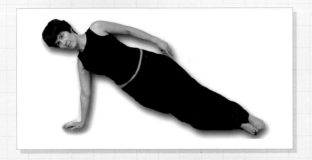

若認為這個動作太困難，可以調整姿勢，改用手臂而不是只用手掌撐起上半身，或是用膝蓋撐住下半身，而非像原本只靠足部撐起身體。

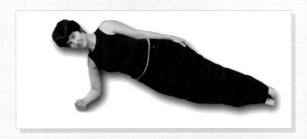

## 船式

**1　坐在地板上，手臂放身後支撐身體，彎曲雙膝。**

肩膀務必先旋轉打開後再往身體後面放低。穩固的把肋骨定位，使用人體內建護腰（見第 5 課），頸部與脊椎對齊校準。

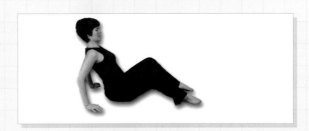

**2. 逐步減少手部承受的重量，雙手慢慢前移放到身體兩側，並使用人體內建護腰來完全支撐背部。**

確認維持頸部和肩膀在一水平上。

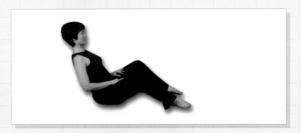

**3. 身體稍向後，減少足部承受的重量，並找出一個能自然平衡的點。**

做這個動作時，維持軀幹原有的校準。

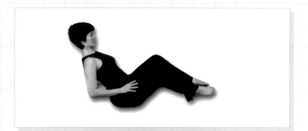

**4. 雙足離開地板。**

確定抬高雙腳時沒有縮攏骨盆。

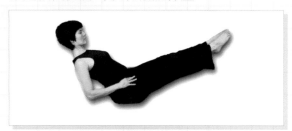

**5. 如果做得到，儘量伸直雙腿。**

再次強調，要保持軀幹穩固不動。

**6. 維持此姿勢直到感覺肌肉疲累。**

**7. 重複 2 到 3 次。**

森巴舞

另一種非常有效又有趣的強化腹肌方法，就是練習森巴舞。第 8 課就已教導基礎森巴舞步，接下來，你可以考慮報名森巴舞課程或租教學影帶來學習。森巴舞可以學到大量搖動臀部、以腳發動動作，同時卻又能讓上半身保持靜止、或做和下半身不同的動作。上半身和下半身獨立的動作，對腹肌是相當複雜且持續的大挑戰。若扭動與舞動身體時，使用人體內建護腰來拉長軀幹，腹部肌肉則可以獲得更強烈的鍛鍊。

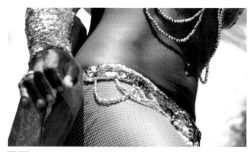

巴西

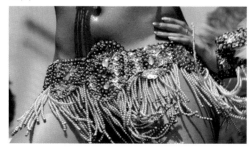

巴西

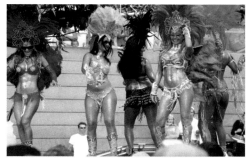

挪威

## 強化背部深處的肌肉

使用人體內建護腰時，背部深處的兩側肌肉會同時收縮。這段提供的運動對於獨立運用這些肌肉特別有效，能一次一邊來強化它們。

反側的手／腳的伸展

**1. 四肢著地趴跪，手掌在肩膀正下方，膝蓋在臀部正下方。**

運用腹部肌肉讓背部不致於前彎，骨盆舒適地前傾，確定肩膀已轉向後。

**2. 右手往前伸直，同時左腳往後伸直，保持這個姿勢數秒鐘。**

身體維持這個姿勢位置。

**3. 另一側重複同樣動作。**

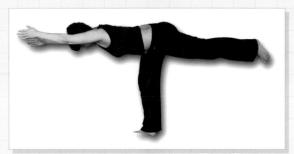

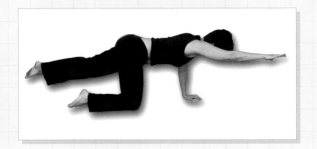

### 戰士三式

**1. 用舒服的姿勢站妥。**

確定足部保持臀形足弓，腿部外旋，這麼做可以確保骨盆在下個步驟也能保持優良位置。

**2. 保持臀部呈直角讓身體往前傾，抬起左腳朝後伸直。**

背部不要前彎，抬腿時使用臀中肌、而不是用背部。使用腹部來防止軀幹的任何扭曲。

**3. 取得平衡後，手舉高至頭部位置，讓手、軀幹和抬高的腿部呈一直線。**

你的身體形成一個延展的 T，由左腳保持平衡，左腳可以稍微彎曲來保持平衡。若有需要，做這個動作時可以靠牆或椅子以取得平衡。

**4. 保持姿勢數秒鐘。**

**5. 右腳和另一側重複以上動作。**

## 強化並伸展肩膀附近的肌肉

要讓肩膀處於健康的位置，需要有放鬆的胸肌、斜方肌和強壯的菱形肌，這些肌肉影響肩膀與手臂的姿勢，而肩膀與手臂的姿勢則會影響脊椎的堆疊。放鬆的胸肌給胸腔更自由的擴張度，並有助於深呼吸；放鬆的斜方肌能創造健康的空間給上胸椎及頸椎；胸肌和斜方肌放鬆的話，能讓手臂移動時不會影響軀幹；強壯的菱形肌可以協助肩膀順沿軀幹後方自然下垂。

對某些人來說，偶爾做做肩膀旋轉動作，就能讓肩膀回歸好的基準位置，但對其他人而言，做下面的一個或更多個動作，也許會更有幫助。

### 伸展胸肌

想端正你的姿勢，高聳站姿法或堆疊坐法都有幫助。對以下的全部運動來說，保持良好的基準姿態對保護肌肉和關節都是非常重要的。

### 變化 1

**1. 先做肩膀旋轉。**

開始練習前，若能將肩膀放在健康的位置，那麼在開始運動後，肩膀就會定位在那個正確位置。

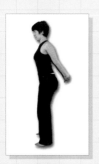

**2. 把雙手伸到身體後面，手掌相對、十指交錯。**

**3. 做肋骨定位。**
收緊上腹部肌肉以避免背部前彎。

**4. 肩膀進一步向後及向下移動。主動地拉長頸背部，並讓下巴角度向下。**

**5. 拉長並抬高手臂。**
確定軀幹沒有扭曲、頸部或上肩膀也沒有緊繃。

**6. 保持這個姿勢幾秒鐘。**

**變化 2**
在上述第 2 個步驟的十指交錯時，試著將手心向內、向下轉；接著繼續做接下來的步驟。

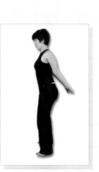

**變化 3**
在變化 1 的第 2 個步驟十指交錯，試著把手心向外、向下轉，接著繼續做接下來的步驟。

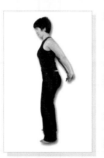

**變化 4**
**1. 先做肩膀旋轉。**

**2. 雙手在背部拉住彈性皮帶或彈力帶的兩端。**
雙手拉住帶子的兩端，手掌心向上，讓帶子在兩隻手臂內側伸展開來。

**3. 手臂向外移動、再回來，藉此把帶子往遠離脊椎的方向拉離。**
務必要讓肋骨定位，避免脊椎前彎、保持頸

背部長度。

**4. 維持這個姿勢約 30 秒。**

**5. 重複數次。**

**強化菱形肌**
**1. 先做肩膀旋轉。**
做動作前，做好肩膀健康位置的定位很重要，這可以讓菱形肌處於力學優勢的位置。

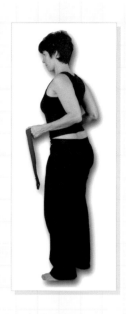

**2. 將手肘固定在身體兩側，接著把手肘往前彎曲 90 度。**
和端托盤的姿勢很像。

**3. 手掌心向上握住彈力帶或彈性皮帶。**
注意不要扭曲手腕，避免不必要的緊繃。

**4. 輕壓手肘貼近身體，盡可能併攏肩胛骨。**
你的雙手將會自然而然互相遠離。彈力帶或彈性皮帶會抗拒這個動作來挑戰菱形肌。注意不要讓肩膀或頸部繃緊。

**5. 持這個姿勢幾秒鐘。**

**伸展斜方肌**

**警告：如果你有頸部的問題（椎間盤突出或骨刺），請不要做這個動作。**

1. **先做肩膀旋轉。**
動作開始前，先把肩膀定位在健康位置，好讓這個動作的目標能鎖定在和斜方肌最相關的部位。

2. **右手越過頭頂，手掌心放在左耳附近。**

3. **用右手臂的重量慢慢地把頭往右肩拉近，目的是在用手拉長頸部。**
不要強行做這個動作。

4. **把左手掌跟慢慢地往下壓，來增加這個動作的拉力。**

5. **姿勢維持數秒鐘。**

6. **另一邊重複同樣動作。**

# 強化頸部肌肉

1. **將 6 尺長的布摺成 6 吋寬的帶狀。**

2. **布條放在頸後，雙手各握住一端。**

3. **雙手雙腳趴跪地上，肩膀在雙手正上方，臀部在膝蓋正上方。**

4. **用雙手把帶子緊緊壓住定位。**
要確定帶子是舒適地貼在頸背。

5. **用頸部肌肉向後（上）推來「對抗」帶子。**

6. **維持 10 秒鐘。**

7. **重複多次。**

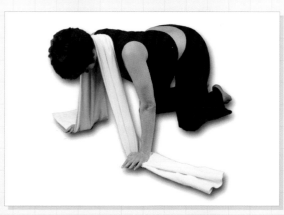

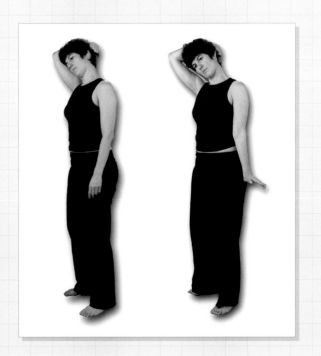

## 伸展頸部肌肉

**1. 端正好你的姿勢，採用高聳站姿法或堆疊坐法（圖 a）。**

**2. 臉部向前伸，直到感覺頸部肌肉出現明顯的伸展（圖 b、c）。**
在整個伸展過程中，臉部都要保持朝向地面的同一方向。

**3. 保持數秒鐘。**

**4. 把臉部拉回剛開始動作前的位置（圖 d）。**
拉長頸部時，你會感覺到有伸展。

**5. 你可以捉住頭顱底部的頭髮向後拉、向上拉來加強伸展的拉力。**

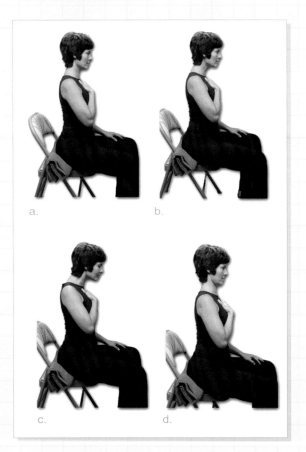

a.　　　　b.

c.　　　　d.

## 伸展連接軀幹與腿部的關鍵肌群

在理想的狀況中，腿在移動時應該和軀幹毫無關係。這需要數條具有靈活彈性的肌肉，像是腿後肌、腰大肌以及外旋肌。腿後肌的長度對於健康的骨盆位置和健康的彎身很重要；腰大肌是腹股溝主要肌群之一，它的長度對校準腰椎和健康的跨步很重要；靈活的外旋肌能讓骨盆與腿骨間形成銳角，以做更深度的彎身。

### 伸展腿後肌

接下來的 2 個伸展運動能安全有效的伸展腿後肌。腿後肌附著於坐骨上，緊繃的腿後肌會迫使骨盆縮攏（後傾），如果你的腿後肌較短，拉長他們是端正姿勢的成功要件。

### 牆面伸展

**1. 面對牆壁站好，距離約 2 到 3 尺。**
與牆壁的距離取決於腿後肌彈性和上半身長度，你可以自行調整。

**2. 用髖關節彎身法把雙手放在牆上。**

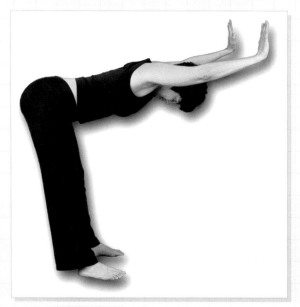

**3. 雙手高過於頭貼在牆面。**

這動作能讓肩膀向後伸展。

**4. 若能彎得更深，在腿後肌可容忍的範圍內，讓軀幹盡可能朝地板彎得更下去。**

這個動作能加強肩膀的伸展，如果此動作太過劇烈，可以在移動軀幹時把雙手順著牆面下滑。

### 躺姿腿後肌伸展

**1. 躺下時拉長背部，就是第 2 課所學的。**

**2. 枕頭墊在頭與肩膀之下，如果覺得這樣比較舒服的話。**

**3. 雙手握住彈力帶兩端，將彈力帶套在右腳蹠骨（前腳掌）上，然後伸直右腿（圖 a）。**

在過程中，你可以稍微讓腿彎曲。手臂保持挺直，肩胛骨的位置要固定，不要讓肩膀被向前拉動。

**4. 將右腳向頭部方向舉高，直到感到腿後肌明顯伸展。**

不要過度伸展。

**5. 用右手握住彈力帶兩端。**

**6. 慢慢地打開右腿，把它往右側貼近地板移動，不要讓左臀離開地板（圖 b）。**

如果有需要，可以用左手捉住左臀固定在地板上。

**7. 右腿向上移回。**

**8. 換成用左手握住彈力帶兩端。**

**9. 右腿跨過身體，慢慢地向左側貼近地板放**

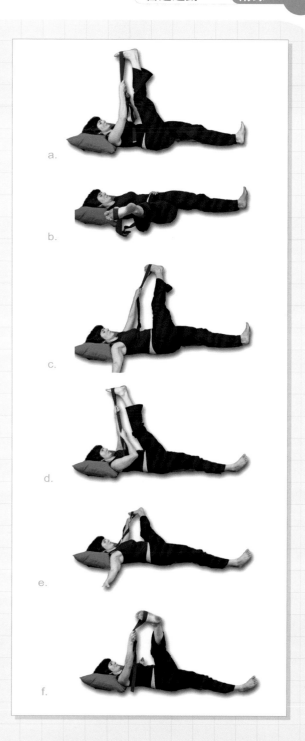

a.

b.

c.

d.

e.

f.

下（圖 c）。

右臀不要離開地板。你的腿可能和垂直角度相去不遠。

**10. 左腳重複同樣的動作（圖 d、e、f）**

伸展外旋肌

迴紋針伸展

1. 躺下時拉長背部，就是第 2 課所學的。

2. 可以將枕頭枕在頭與肩膀下，如果覺得這
   樣比較舒服的話。

3. 雙膝彎曲，足部放在地板上。

4. 右腳踝交叉跨過左膝。

5. 雙手的指頭相互交錯放在左大腿下或左脛
   骨附近，將左足抬離地板（圖 a）。

可以利用彈力帶預防肩膀或軀幹扭曲（圖
b）。

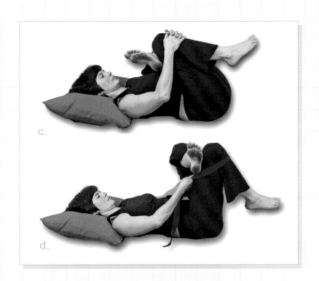

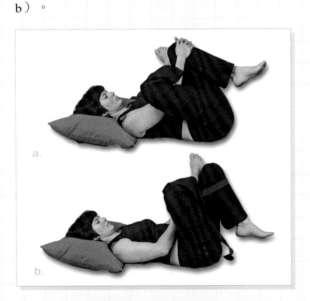

6. 將雙腿拉近胸口，直到感覺到明顯的伸
   展。

再次強調，不要伸展到出現不舒服的感覺。

7. 放低雙腿，直到左足踩到地板，然後放
   鬆。

8. 另一邊重複同樣動作（圖 c、d）。

伸展腰大肌

1. 雙腳打開與臀部同寬後站好。

2. 背部打直地向前彎身，雙手放在地板上的
   雙腳外側，或放置在膝蓋上。

若有需要可以曲膝。

3. 將其中一腳向後面盡量伸展，若有需要可
   以把膝蓋靠在地板上。

讓臀部和地板保持直角。確定前腳膝蓋的彎
曲沒有超過 90 度、或超過腳踝。

4. 讓骨盆向地板下沉。

這個動作能加強腹股溝的伸展。

5. 另一腳重複同樣動作。

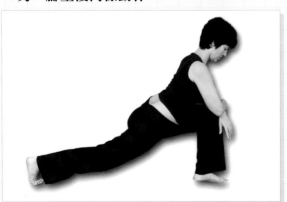

# 強化走路時的關鍵肌群

強壯的足弓肌肉很重要，它有助於足部的健康，能保護足部韌帶免於過度伸展。這些肌肉對於行走時強力的推地蹬離有幫助。臀部的臀中肌能幫助你得到健康的走姿，讓你可以輕柔著地、骨盆前傾，並幫助雙腳外旋；脛前肌有助於創建並維持足底的臀形足弓、還能幫助你膝蓋外旋。

## 強化足弓肌肉

足底要有臀形足弓的主要原因是：重建足底內側的足弓，也就是足底 3 個拱形中最重要的一個。下面的運動不僅可以進一步強化內側足弓，還能強化外側及橫足弓。

## 尺蠖運動

1. **不管是站或坐，都先做出足部的臀形足弓。**

2. **從其中一隻腳釋放大部分的重量。**

3. **把沒有施力的那隻腳的腳趾固定在地板上，並收縮這隻腳的所有足弓肌肉（圖 a）。**

將足部縮成一個拱形，拉近腳後跟和腳趾頭。

4. **固定腳跟，放開腳趾頭和放鬆所有足弓肌肉。**

讓足部恢復原來的長度。

5. **把腳趾向前伸之後，用這個新姿勢固定在地板上（圖 b）。**

你的腳趾頭應該比剛開始時的位置往前移了點。

6. **重複 1 ～ 4 的步驟數次（圖 c、d），直**

到足部往前「爬」約 6 英吋。

7. **腳跟固定地板上。**

現在你要用相反的動作將足部移回原位。

8. **收縮足弓肌肉時，把腳趾頭從地板上放開（圖 e）。**

腳趾頭被往後面腳跟方向拉，此時足部會變短。

9. **腳趾固定地板上，放鬆縮緊的足弓肌肉（圖 f）。**

這個動作讓腳跟向後移動。

10. **重複 7 ～ 9 的步驟數次，直到足部回到原來位置（圖 g、h）。**

對初學者而言，縮緊腳趾頭的次數比縮緊足弓肌肉的還多，試著將足弓的收縮度最大化，腳趾頭的收縮度最小化；假以時日，就會進步到能把這些動作分開做。

11. **另一腳完整地重複這整個系列的動作。**

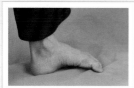

a.

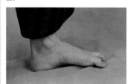

b.

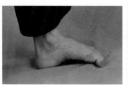

c.

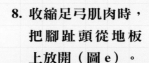

d.

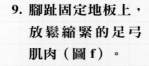

e.

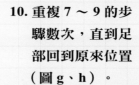

f.

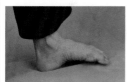

g.

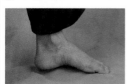

h.

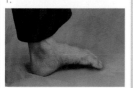

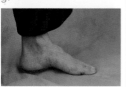

## 咬衣服

**1. 把手帕或小件的衣服丟在地板上。**

使用比較有紋理的布料，例如毛織物，避免使用如絲綢般滑順的布料。

**2. 站或坐時保持端正姿勢。把一隻腳放在地板上的衣服邊緣（圖 a），要挑衣服最靠近自己的部分來放。**

**3. 只動足部，試著將衣服全部收到足底下（圖 b）。**

這個動作可以強化足底肌肉的控制。

**4. 另一隻腳重複同樣動作。**

## 捉住球

**1. 把 1 顆小球放在地板上。**

這個練習若能使用各種不同的彈力球，會很有幫助。許多人一開始會使用直徑 1 吋到 1.5 吋的球。

**2. 端正地站著或坐著，試著用足底來捉住球。**

事實上，一開始你應該只會用腳趾頭來捉住球。之後慢慢練習捉住更大的球，等到足弓越來越強壯，應該就能用橫足弓來捉住球了。

**3. 另一隻腳重複同樣動作。**

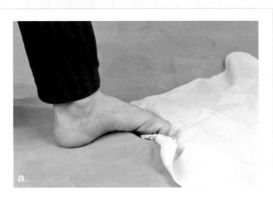

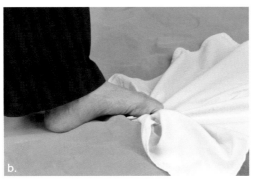

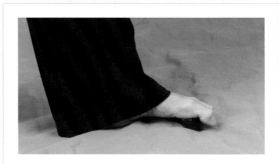

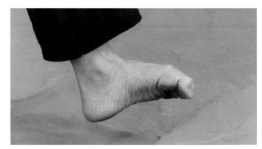

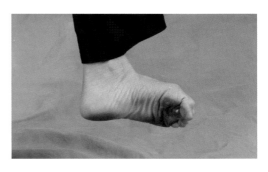

## 強化臀中肌

在這個練習中，當你抬腳時，便能明顯地強化那隻腳的臀中肌。同時，另一腳的臀中肌為了要維持骨盆的高度也因此獲得運動。

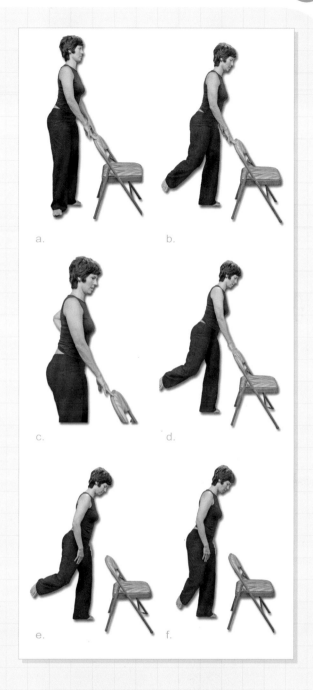

a.　　　　　　b.

c.　　　　　　d.

e.　　　　　　f.

**1. 膝蓋放柔軟的站好，足底要呈臀形足弓。**

**2. 把重量放到左腳。**
試著讓身體其他部位的干擾降到最低。

**3. 右腳從髖關節處向外旋轉，以後腳跟為中心做旋轉（圖a）。**
右腳腳趾現在是指向外側。這個外旋動作可以將右腿的臀中肌獨立出來。

**4. 彎曲右膝，右腳往後面舉起（圖b）。**
留意自己正在使用臀中肌。當你舉腳時，仍要保持骨盆原來的位置。

**5. 左手放在腰背處，確認舉腳時腰背處仍保持穩定（圖c）。**
利用腹部肌肉保持背部穩固。

**6. 以腹股溝為樞紐，把身體向前彎，好讓腳抬得更高（圖d）。**
若有必要，可以扶著椅子或靠在牆壁來保持身體穩固。如果沒有用太多力氣、只是輕輕扶著支撐物，那麼就已經同時運動到左邊的臀中肌了。多加練習後，就可以不靠任何支撐完成這個動作（圖e、f）。

**7. 稍微放低腿部，接著再抬高。**

**8. 另一邊重複同樣動作。**
重複這組動作20次（也可自己決定次數）。如果邊做邊聽自己喜歡的音樂，一定更有幫助。

### 強化脛前肌

脛前肌能讓你創造和維持足底的腎形足弓。脛前肌和脛骨疼痛與扁平足有關，若脛前肌力量不足，你又要求它做跑步或長距離走路等動作，就會引起疼痛。接下來的運動能有效強化脛前肌，也許還會想搭配強烈節拍的音樂一起做。

**1. 膝蓋放柔軟地站好，足底做好腎形足弓。**
使用足底所有的足弓肌肉來強化足底的圓弧形。

**2. 將有所重量放在後腳跟。**
利用髖關節彎身法使身體稍微前傾，以維持平衡。

**3. 在維持足底形狀的情況下，把一隻腳的腳尖抬高離開地板（圖 a）。**
不要讓腳趾頭向上捲曲。

**4. 把抬高離開地板的腳放回地板，換成抬高另一隻腳的腳尖（圖 b）。**
全身重量仍集中在腳跟。

**5. 重複這個動作，並加快速度，直到肌肉感到疲勞。**

**6. 讓肌肉放鬆休息，待復原後再重複練習。**

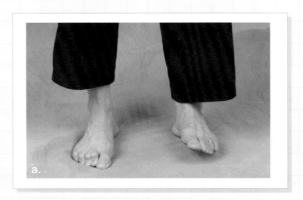

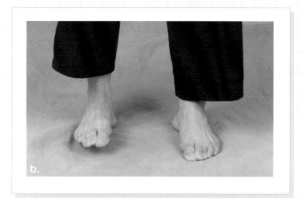

## 遇到這些問題時⋯

### 僵硬或痠痛

做這些運動後的幾天，可能會感到肌肉痠痛或僵硬，這是正常情形，因為你正在鍛練狀況不佳的肌肉。然而，如果在做運動時或做完之後，馬上感到特別疼痛，那就是過度伸展或強化；這時要讓身體休息 1 到 2 天後再練習，並且要放慢運動強度、減少重複次數。

### 不見改善

這些運動都能幫助拉長肌肉，而且必須要在日常的姿勢和動作中使用它們，才能維持新增的肌肉長度。幾分鐘的強化和拉長肌肉運動，是無法抵抗長達幾小時不良姿勢所拉回去的力道。最好的方式是「強化的運動」與「姿勢改善的動作」一起做，改變才會最快最有效。

### 沒辦法練習

有些人可能找不出時間練習。如果只是無法將這些練習變成例行運動，不需要過於擔心。要是你在每天的姿勢活動中，已經融入對這些動作和方法的認識，還是可以獲得好的成效。

## 補充你的常識

**在現今的社會中，其實有許多運動及訓練法，大多是派不上用場的，有些甚至會造成傷害**，例如強化豎直肌的傳統背部擴展運動。有時肌肉的問題不在於它們力量的不足，而是在於太過緊繃，在這個情況下做背部擴展運動的話，只會讓問題變得更嚴重。

同樣地，訓練腹直肌的傳統仰臥起坐運動，也會造成腰部、頸部椎間盤以及韌帶的緊繃，有可能會造成極大傷害。

常有人問我：健身房和健身中心運動課程的價值；我認為，現代的人們一整天只和自己的電腦互動、少和他人交際，而健身房就提供了重要的人際互動空間；健身器材鎖定特定肌群、追蹤特定活動，因此可以安全地訓練某些主要肌群，且肌肉的強化與進步的確讓使用者獲益許多。然而訓練機器控制了你的動作，卻沒有提供你鍛鍊每日活動會使用到的複雜肌群，所以，我建議最好是結合各式各樣的運動計畫與方法最為妥當。

# 附錄 2

## 人體解剖 & 術語

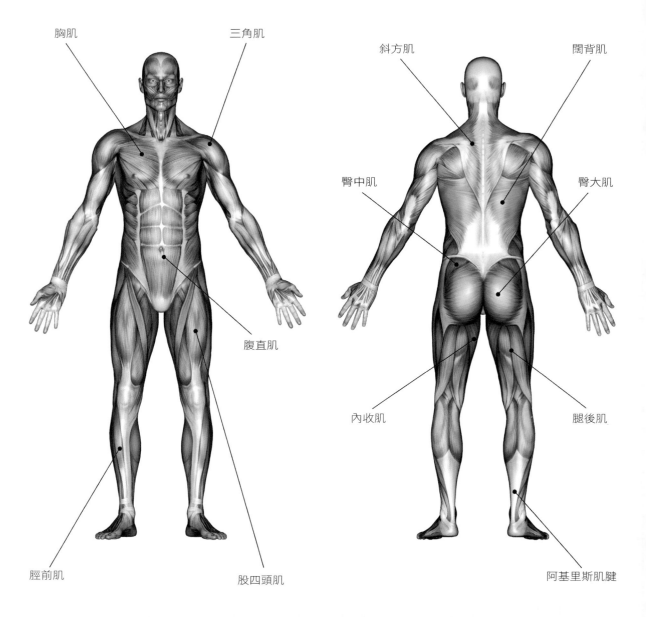

胸肌

三角肌

斜方肌

闊背肌

臀中肌

臀大肌

腹直肌

內收肌

腿後肌

脛前肌

股四頭肌

阿基里斯肌腱

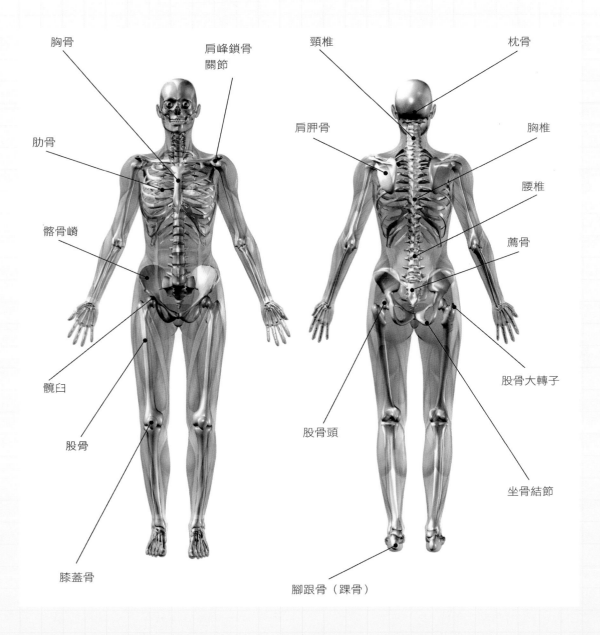

胸骨

肩峰鎖骨
關節

肋骨

髂骨嵴

髖臼

股骨

膝蓋骨

頸椎

枕骨

肩胛骨

胸椎

腰椎

薦骨

股骨大轉子

股骨頭

坐骨結節

腳跟骨（踝骨）

# 術語

**ABDOMINAL OBLIQUE MUSCLES 腹斜肌**

斜肌。

**ACETABULUM 髖臼**

是坐骨（髖骨）的臼窩，股骨頭安於其內。

**ACHILLES TENDON 阿基里斯肌腱**

腓腸肌（腿部後面的最大肌肉）與比目魚肌（寬而平坦的小腿肌肉）的肌腱。

**ARCHES OF THE FOOT: INNER, OUTER, AND TRANSVERSE 足底足弓：內側、外側及橫向**

內側或稱內側中間縱向足弓是在足底內部；外側或稱外側縱向足弓就是沿著足底外部的部位；橫向或蹠骨則是橫跨前腳掌的部位。

**ACROMIOCLAVICULAR JOINT 肩峰鎖骨關節**

鎖骨（胸骨和肩胛骨之間胸帶的最長骨頭）與肩胛骨間的關節。

**ANTEVERSION 前傾**

往前斜而不彎曲（比照後傾）。

**BACKBONE 脊柱**

脊椎骨串連堆疊而成，從頭蓋骨延伸到尾骨，為脊髓神經提供支撐、有彈性的骨骼容器。脊柱由33塊脊椎骨組成（7塊頸椎、12塊胸椎、5塊腰椎、5塊椎骨合成薦骨、4塊椎骨合成尾骨）。

**BODY SCAN 身體掃描**

有意識、有系統性地專注身體的每個部位。方法之一就是從腳趾和足部開始，慢慢向上移到腿部、軀幹及肩膀，接著下移到手臂、手掌及手指，最後掃描頸部和頭部。

**CERVICAL SPINE 頸椎**

脊椎的頸部，前7塊椎骨組成（C1-C7）（比照胸椎、腰椎）。

**CLAVICLE, OR COLLAR BONE 鎖骨或稱領骨**

一對連接手臂與身體的彎曲長骨，位於第一根肋骨的正上方。

**DOWAGER'S HUMP 老婦駝背症**

脊椎明顯的前彎或彎曲。

**ELECTRO-MYELOGRAPHY 脊髓電圖學**

記錄肌肉活動時產生電流的方法。

**ERECTOR SPINAE MUSCLE (SACROSPINALIS) 豎脊肌（骶棘肌）**

背部的大肌肉，支撐脊柱和頭部。

**EXTERNAL ROTATION (OF THE HIP) 外旋（髖部）**

腿部由髖關節處向外轉，腿部和足部不平行，足部外展讓腳跟距離比腳趾頭近。

**FEMUR 股骨**

從髖部到膝蓋延伸出的大腿骨；是骨骼中最長、最強壯的骨頭。

**GLUTEUS MEDIUS MUSCLE 臀中肌**

臀部3大肌群（臀大肌、臀中肌及臀小肌）之一，位於臀部上方的外弧形，臀中肌可側舉並旋轉大腿。

**HAMSTRING MUSCLES 腿後肌群**

大腿後側3種肌肉的組合。

**ILIAC CREST 髂骨**

髂骨（骨盆的骨）上方外緣的突起邊緣。

**INTERNAL CORSET 人體內建護腰**

肋骨與髖部間的肌肉群組，幫助拉長及支撐脊椎。

**ISCHIAL TUBEROSITIES 坐骨粗隆**

下髖骨（坐骨）的圓形突起，也稱為坐骨。

**KIDNEY-BEAN SHAPED FEET 腎形足弓**

足部以腳後跟為中心向內旋的健康形狀，擁有強壯的內側足弓。

**KYPHOSIS 脊柱後凸**

脊柱前彎或成弧線狀。若症狀極端嚴重，就是眾所皆知的老婦駝背症或駝背；就算症狀輕微也可能會造成背痛（比照脊椎前凸）。

**KYPHOTIC 後凸**

特徵為極度地往前彎曲（比照前凸）。

**INTERCOSTAL MUSCLES 肋間肌**

肋骨之間的肌肉，協助形成和移動胸壁。

**L5-S1（第 5 節腰骨到第 1 節薦骨）**

腰椎與薦椎在腰背部的連接處，特別是第 5 塊腰椎和第 1 塊薦椎之間。

**LESSER TROCHANTER 股骨小轉子**

參見轉子，較小。

**LONGUS COLLI MUSCLE 頸長肌**

頸子扭轉、前彎時的長肌肉。

**LORDOSIS 脊椎前凸**

脊椎往後彎曲或往後拱起，特別是在腰部位置（比照脊柱後凸）。

**LORDOTIC 前凸**

特徵為極端地往後彎（比照後凸）。

**LOW BACK 腰背部**

脊椎的下方部位，由 5 塊脊椎骨（L1-L5）組成，也就是腰椎。

**LUMBAR SPINE 腰椎**

脊椎的下方部位，由 5 塊脊椎骨（L1-L5）組成（比照頸椎、胸椎）。

**LUMBOSACRAL ARCH ／ ANGLE ／ CURVE 腰薦骨弓／角／彎**

腰背部的自然弓形，在最後一塊腰椎和薦骨之間（L5-S1）。

**MIDLINE GROOVE 中線溝／脊柱溝**

垂直沿著脊椎的一條長且狹窄的凹溝。

**NEUTRAL SPINE 中立脊椎**

脊椎狀況既不會過於平直、也不過於彎曲，處於張力平衡的自然狀態。

**OBLIQUE MUSCLES 斜肌**

位於腹部側邊、腰部高度的肌肉，壓縮腹腔臟器、使胸廓前彎。

**PECTORAL MUSCLES 胸肌**

胸部的肌肉：大胸肌（收縮、旋轉、併攏手臂），小胸肌（抬高肋骨、拉回肩胛骨）和鎖骨下肌（提高第一對肋骨、下拉銷骨）。

**PELVIC RIM 骨盆緣**

參閱髂骨 。

**PELVIC TILT, PELVIC TUCK 骨盆傾斜、骨盆縮攏**

骨盆的兩種位置。骨盆傾斜是骨盆上部往下部前傾；些微的骨盆前傾是好的，但骨盆過於前傾可能造成脊椎前凸。骨盆縮攏是指骨盆下部和上部成一直線，或甚至下部往上部前傾；過度骨盆縮攏會造成脊柱後凸。

**PRONATION OF FEET (FLAT FEET, FALLEN ARCHES) 足部內旋（扁平足、足弓下塌）**

足底內側足弓或腳背下塌並接近、或直接接觸地板的狀況。

**PSOAS MUSCLES 腰肌**

下脊椎的兩塊肌肉：腰大肌（旋轉大腿、彎曲脊椎）和腰小肌（彎曲脊椎）。

**PUBO-COCCYGEAL MUSCLE (PC, KEGEL MUSCLE) 恥尾骨肌（PC, 凱格爾肌）**

像吊床的肌肉，男、女性都有，從恥骨延伸到尾骨，形成骨盆腔底。

**QUADRICEPS MUSCLE 股四頭肌**

大腿前端表面上的大肌肉，延伸到腿部，由 4 組較小肌群組成：股直肌、股外側肌、股內側肌以及股中間肌。

**RECTUS ABDOMINUS MUSCLE 腹直肌**

一對沿著腹部兩旁垂直的肌肉，從恥骨直到下肋軟骨。

**RETROVERSION 後傾**

沒有彎曲地向後傾斜（比照前傾）。

**RHOMBOID MUSCLES 菱形肌**

從肩骨（肩胛骨）內側連結到胸椎的肌肉。

**ROTATORES 旋轉肌**

背部肌肉旋轉並伸展到脊柱。

**SACRUM 薦骨**

位於骨盆頂端、脊椎底部的三角骨骼。

**SITZ BONES 坐骨**

參見坐骨粗隆。

**SPINAL COMPRESSION 脊椎壓迫**

在脊柱上施加額外的壓力，造成椎間盤受傷、椎骨骨折或壓迫神經，常會因此產生疼痛。

**STERNUM 胸骨**

在肋骨中間長條且扁平的骨骼。

**SWAY BACK 凹背**

參閱脊椎前凸。

**THORACIC SPINE 胸椎**

脊椎的中間部分，由 12 塊脊椎骨組成（T1-T12）（比照頸椎、腰椎）。

**TIBIALIS ANTERIOR (SHIN SPLINT MUSCLE) 脛前肌（脛骨肌）**

從小腿前側到足部內側的肌肉，可使足背彎曲和內翻。

**TRACTION 牽引力**

拉動四肢、骨骼或肌群以校準對齊或釋放壓力的過程。

**TRANSVERSE ARCH 橫向足弓**

參閱足底足弓。

**TRANSVERSUS MUSCLE 腹橫肌**

形成腹腔橫向和前壁的扁平肌肉。

**TRAPEZIUS MUSCLE 斜方肌**

位於上背部的肌肉，可以旋轉肩胛骨、讓頭向後及向側拉。

**TROCHANTER, LESSER 股骨小轉子**

股骨頸下方的隆起骨骼。

**VERTEBRAL LEVEL 椎骨位置**

沿著脊柱的參考基準點。

# 致 謝

這本書能問世，要感謝太多太多人的幫助：朋友、同事、教師、受試者、病患、學生以及我的家人，有些人我要特別感謝：

我的雙親，馬諾哈爾・克里希納・高克蕾和威瑪・梅傑，他們給我人生的第 1 課就是帶我了解多元文化，並將他們最好的成就都分享給我。

諾伊爾・佩雷茲 - 克莉斯蒂安，引領我進入淵博的人類學領域，了解奧妙的人體姿勢及動作，諾伊爾是我所知第 1 位定義骨盆前傾重要性的學者，同時也是第 1 位建議長時間拉長脊椎的人，本書許多方法都立基於她傾囊傳授的學識基礎上。

B.K.S. 艾揚格（瑜伽）、艾莉・維里斯（瑜伽）、柯蒂・克里希南（婆羅多舞）、喬治・雷肯提（Aplomb 穩定；注：芭蕾舞術語）、艾倫・吉拉德（Aplomb）、安潔莉卡・魯斯（kentro）、凱倫・馬蒂森（彼拉提斯）、瑞吉・納東達（剛果舞）、威弗雷德・馬克（加勒比舞蹈）、班尼・杜爾特（巴西舞蹈）、拜寇菈（卡波耶拉、巴西舞）、丹華・霍拉（巴西舞）以及馬薩恩格（剛果鼓），謝謝你們傳授的技巧，讓我理解並啟發我。

蘇珊・亞當斯自願為我的文稿修飾，確認各種文字用詞，18 個月不計代價辛苦的付出，她非凡的精力、毅力和文字技巧，讓這本書最終得以付梓。

感謝蓋斯・卡瓦在帕羅奧圖蘋果專賣店內細心解說 InDesign 軟體，還有為本書貢獻的版面設計專長。

布瑞特・米勤，感謝他繪製並不斷修飾本書內的圖示，對我提出針對好姿勢與不良姿勢的各種特別要求，他都很有耐性、有效率地繪製出來。

湯姆・托瑞克，感謝他拍攝和後製所有教學照片，他幽默、令人安心的氣質，讓攝影成為一件愉快的事。

感謝普魯登斯・布瑞羅斯，協助本書所有後製，並讓本書變的更好。

凱拉・羅珊，鼓勵我修正本書的「基礎篇」論述，還動手幫我找各種醫學文獻，讓修正得以順利進行。

丹・理蒙，感謝他為本書的命名「記得那些年不痛的日子」。（注：為原文書名）

黛博拉・艾迪考，感謝她擔任第 6 課的模特兒。

感謝珍娜媞・馬洛塔，從我提筆寫本書的這一年來，一直擔任我的寫作夥伴。

格蘭特・巴恩斯、葛魯德・博克、威廉・卡特、布里奇・康那、萊拉・癸維諾、班傑明・戴維森、希拉・羅莎、茱莉亞・德西、迪威・達勒姆、伊蓮・格雷德曼、凱文・強森、利亞・麥蓋瑞格、蘇珊・麥倫、米歇爾・拉芬、大衛・里格、貝絲・席格曼、凱邁爾・席巴、茱莉亞・史坦福以及安妮・懷特，感謝你們對本書提出寶貴的建議。

瑪果・戴維斯、安琦拉・菲契爾，丹諾葛・雷格、伊恩・麥肯齊、蘭迪・蒙 - 雷諾、珊卓拉・史塔基賽門，葛拉德・麥沃楊家族、Dreamstime（圖庫公司）、iStockphoto（圖庫公司）、Shutterstock（圖庫公司）以及國會圖書館，感謝提供書中照片。

蘇珊・亞當斯、黛博拉・艾迪考、泰瑞莎・艾諾德、蘇朗琦、布丹尼、布萊恩、丹齊、杜莎・戴維、希拉・羅莎、維諾德・達姆、迪威・達勒姆、崔西・海耶 - 丹齊、米拉・哈契森、凱文・強森、克洛伊・坎培拉、丹・理蒙、艾隆・茂爾、米歇爾・拉芬、T.M. 拉維、伊凡・羅勃特、凱拉・羅珊、貝絲・席格曼、茱莉亞・史坦福以及蘇珊・沃斯基，感謝你們對本書商業事務提出的寶貴建議。

感謝數百位受試者讓我拍照，和我談話、讓我使用他們的照片。

布萊恩、瑪雅、納森和摩尼夏・懷特。沒有哪一個作者還能比我更幸運，擁有這麼一個全力支持的家庭。

## 總覽

### 1. 坐姿伸展

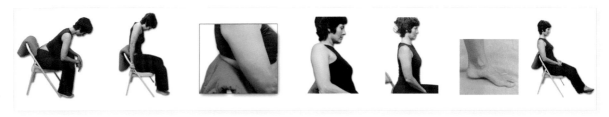

### 2. 躺姿伸展

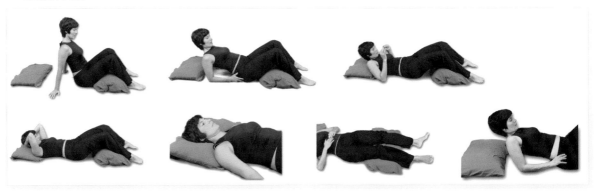

### 3. 堆疊坐法

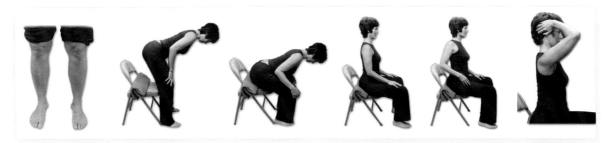

### 4. 側躺伸展

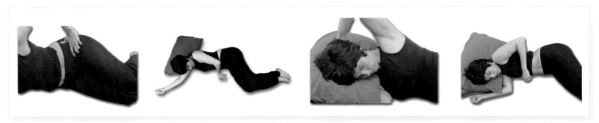

## 5. 使用人體內建護腰

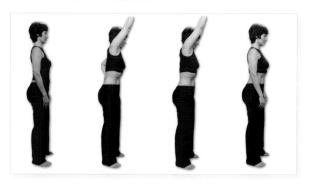

## 6. 高聳站立

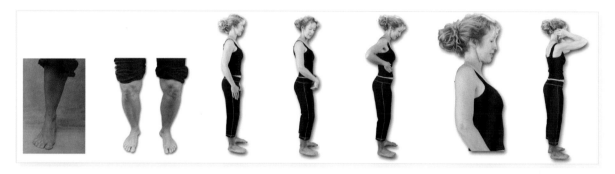

## 7. 髖關節彎身

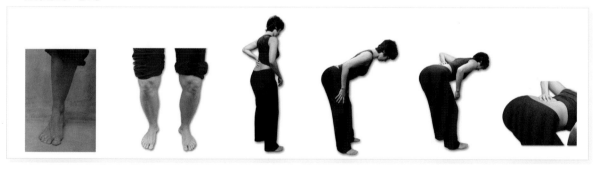

## 8. 滑行走路

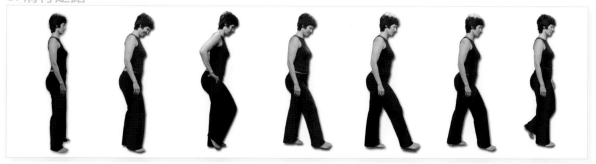

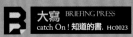

大寫出版官方部落格　WWW.BRIEFINGPRESS.NET

# 零痠痛！人體正確使用姿勢書
### 脊椎校準坐、臥、站、走的零壓迫動作圖解

**大寫出版 Catch-on! 書系 HC0023**

著者｜艾絲特‧高克蕾（Esther Gokhale）
譯者｜陳瑋琳
封面設計｜Javick
美術設計｜洪祥閔（kevinhom1208@yahoo.com.tw）
行銷企畫｜王綬晨、邱紹溢、陳詩婷、曾曉玲、曾志傑
大寫出版編鄭俊平
發行人｜蘇拾平

出版者 ｜大寫出版
台北市105松山區復興北路333號11樓之4
電話：（02）27182001　傳真：（02）27181258
發行｜大雁文化事業股份有限公司
台北市復興北路333號11樓之4
24小時傳真服務：（02）27181258
讀者服務電郵信箱 andbooks@andbooks.com.tw
劃撥帳號：19983379
戶名：大雁文化事業股份有限公司

初版十六刷 2020年11月　定價450元　ISBN 978-986-6316-67-8
有版權 不可翻印
■ PRINTED IN TAIWAN. ALL RIGHTS RESERVED
本書如遇缺頁、購買時即破損等瑕疵，請寄回本社更換
歡迎光臨大雁出版基地官網 www.andbooks.com.tw

國家圖書館預行編目資料
零痠痛！人體正確使用姿勢書；脊椎校準坐、臥、站、走的零壓迫動作圖解
艾絲特‧高克蕾（Esther Gokhale）著；陳瑋琳譯
初版. – 臺北市：大寫出版：大雁文化發行
譯自：8 STEPS TO A PAIN-FREE BACK: NATURAL POSTURE SOLUTIONS FOR PAIN IN THE
BACK, NECK, SHOULDER, HIP, KNEE, AND FOOT (REMEMBER WHEN IT DIDN'T HURT)
ISBN 978-986-6316-67-8(平裝)

1.背痛　2.姿勢　3.保健常識
416.616　　101019360